营养健康美食法

图书在版编目（CIP）数据

营养健康美食法／《金色年代》杂志社编.--

上海：上海锦绣文章出版社，2010.8（2019.9 重印）

ISBN 978-7-5452-0728-6

I.①营… II.①金… III.①饮食营养学 IV.①R151.4

中国版本图书馆CIP数据核字（2010）第137285号

丛　　书：金色书系
书　　名：营养健康美食法
编　　者：《金色年代》杂志社

主　　编：刘育文
责任编辑：刘　明
封面设计：王　伟
装帧设计：华　婵
责任督印：张　凯

出　　版：上海锦绣文章出版社
出　　品：上海故事会文化传媒有限公司
　　　　　（上海市绍兴路74号 邮编：200020）
发　　行：上海文艺出版社发行中心
　　　　　（上海市绍兴路50号 邮编：200020）
印　　刷：上海中华商务联合印刷有限公司
版　　次：2010年8月第1版 2019年9月第2次印刷
规　　格：787X1092　16开　10印张
国际书号：ISBN 978-7-5452-0728-6/R·254
定　　价：45.00元

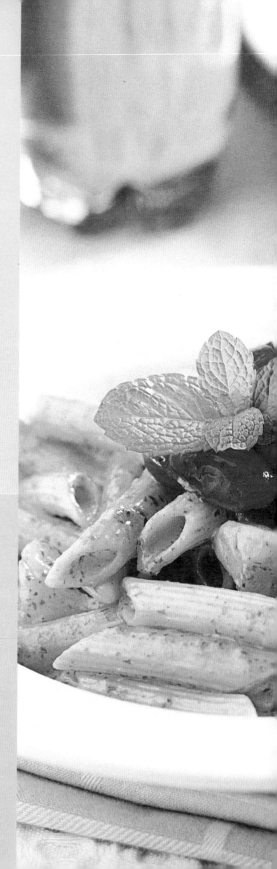

STORIES

上海故事会文化传媒有限公司出品号 （00348）

www.storychina.cn

上海故事会文化传媒有限公司所有图书可办理邮购，

免收邮费（挂号除外）

汇款地址：上海市黄浦区绍兴路74号（200020）

收 款 人：上海故事会文化传媒有限公司出版发行部

联系电话：021-64338113

部分图片由全景图片库提供

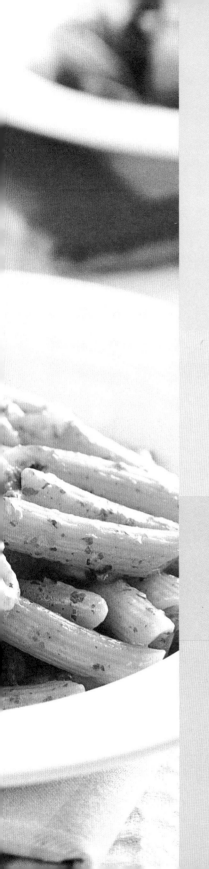

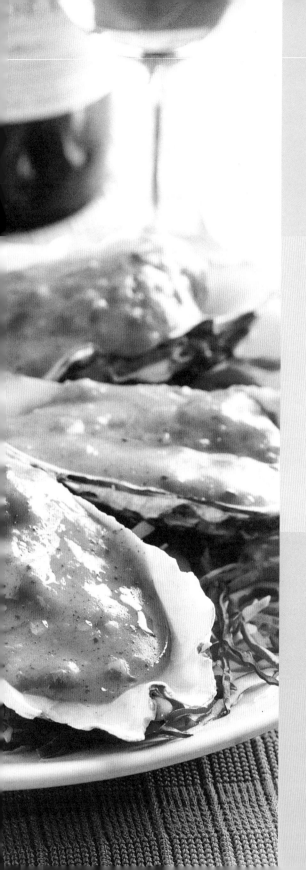

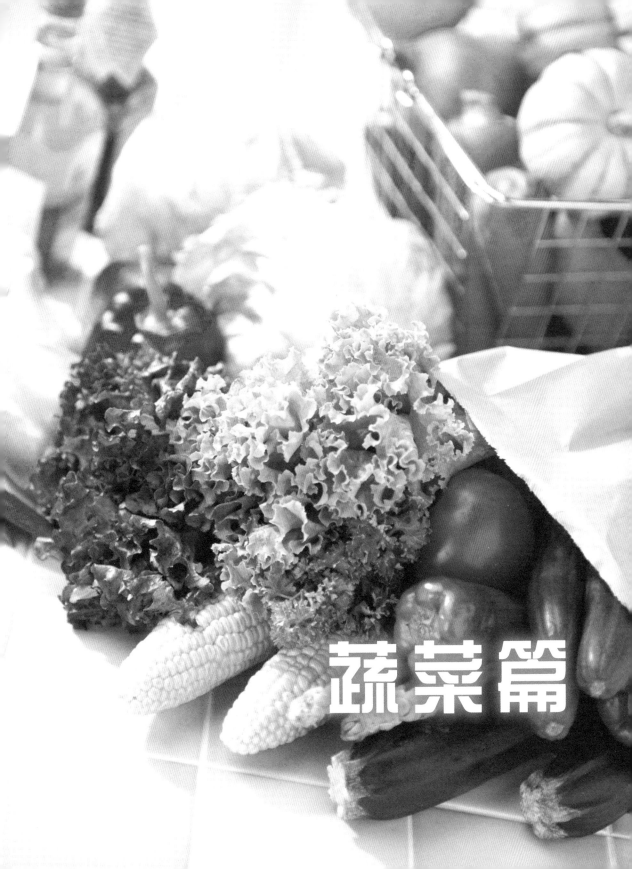

蔬菜篇

6

气较荤素媚，功于肉食多
春菜第一美食"韭菜"

韭菜，亦称"长生韭"，是深受大家喜爱的蔬菜。它味道鲜美，有"素菜之荤"的美称，四季可食，但是春天吃最好。春食韭菜，不仅口感柔嫩清香，而且在经历了一个严冬的养精蓄锐，它的根和茎储存了大量的养分，营养价值也为一年之最。

纯天然的健康补药

袁枚《食经》中有记载："韭菜春食则香，夏食则臭，冬食动宿饮。"意思说的就是：韭菜春天吃很香，对人很有好处，夏天吃就有点臭，冬天吃则易引发隐藏多年的疾病。

●**补阳：** 春天气候冷暖不一，需保养阳气，而韭菜性温，最宜人体阳气。《本草拾遗》中记载："韭菜温中下气，补虚，调和脏腑，令人能食，益阳。"《本草纲目》又说："韭菜补肝和命门，治小便频数、遗尿。"

●**保肝：** 明代大医学家李时珍说："韭，乃肝之菜也。"吃韭菜对肝功能有益，春天人体肝气易偏旺，从而影响到脾胃消化吸收功能，此时多吃韭菜可增强人体的脾胃之气，对肝功能也有益处。

●**健肠：** 含有丰富的膳食纤维，经常食用能增进胃肠蠕动，预防便秘。

●**降脂：** 含有挥发性精油及含硫化合物，具有降低血脂的作用。

◎ 餐桌上的"伟哥"

韭菜温补肝肾，助阳固精作用突出，所以韭菜在药典上有"起阳草"之名，更有餐桌上的"伟哥"的称号。

韭菜中含有硒，硒是制造精液时的必要物质。供给到男性体内的硒，大约有半数都集中在睾丸里以及邻接着前列腺的输精管中，能增进男性的性能力。

◎ 抗衰老卫士

常食韭菜能增强体内抗氧化系统的能力，抑制自由基的生成，对抗衰老。

韭菜含有丰富的维生素A和硒，维生素A是保护和调节身体的抗氧化剂，对维护视力、皮肤非常重要；硒也是一种超强的抗氧化剂，与谷胱甘肽过氧化酶一起相互作用，能抵抗自由基，预防癌症。

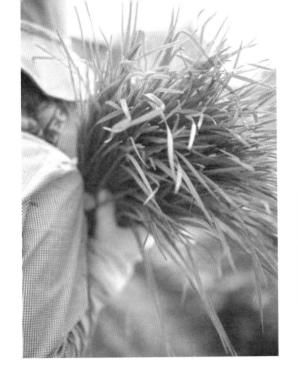

韭菜的禁忌

■韭菜不可与菠菜或是蜂蜜同食，否则容易滑肠，引起腹泻。

■韭菜与牛肉同吃，如火上浇油，使人虚火上升，易致牙龈肿痛。

补肾壮阳的"明星菜"

很多中老年朋友反映，常有腰膝冷痛、阳痿、性功能不振这些症状，大家不妨试试下面这两道菜。

核桃仁炒韭菜
——温肾助阳

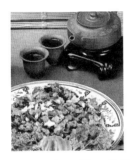

韭菜有温肾助阳的功效，但它是发散的；核桃仁虽然同样也有助阳的功效，但它是收缩的，这样一散一收的配合，既可以补肾助阳，同时又不耗散人的阳气。

做法：核桃仁用水浸泡，剥去皮衣，再将韭菜洗净切成段。将油锅烧热，放入核桃仁翻炸至焦黄后捞出。然后放入韭菜翻炒，加入味精、盐调味，加水等韭菜炒到七八分熟时，再放入炸好的核桃仁，勾芡，调入麻油，用大火翻炒几下即可。

韭菜炒鲜虾
——固精补虚

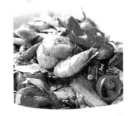

韭菜与鲜虾共炒，有健胃补虚、益精壮阳的作用，适用于腰膝无力、盗汗遗精、阳痿遗尿的人。

做法：将买回的虾清洗后，沥干水分，备用；韭菜择洗干净，切成约3厘米长段，沥干水分待用；炒锅烧热，倒入食用油，待油冒烟时，倒入经过处理好的鲜虾、生姜混炒，至鲜虾的颜色由青色转成红色后，再放入韭菜一同翻炒；待到韭菜熟时，再放入盐和味精，淋入鲜酱油，起锅装盘即可食用。

美味的韭菜料理

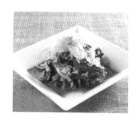

甜醋凉拌韭菜

1. 将韭菜洗净, 沸水焯烫, 切成方便吃的长度。
2. 用盐、醋、砂糖、芝麻油、大豆调味汁自制甜醋。
3. 将醋均匀地浇于韭菜上。
(如果加上一点春季当令野菜一同拌着吃, 效果更好, 口感更佳。)

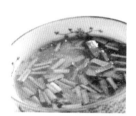

韭菜猪红汤

1、猪血煮熟后, 冷水沥干, 切成块状大小。
2、豆腐用加了少许盐的冷水浸泡10分钟, 然后取出切成块状。韭菜洗净, 切成小段。
3、将鸡汤倒入锅中, 放入熟猪血和豆腐, 煮沸后放入韭菜, 最后加胡椒和盐调味即可食用。

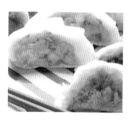

韭菜烧卖

1. 将面粉和成面团, 搓成条, 揪成若干个小段, 逐一擀成圆形薄皮。
2. 用开水焯烫韭菜后冷水沥干, 切成菜末, 加色拉油、白糖、精盐拌匀待用。
3. 将面皮逐一包上菜馅, 用手拢起。将烧卖生胚摆入蒸具中, 用旺火蒸7分钟即熟。

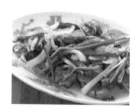

韭菜炒羊肝

1. 韭菜洗净, 切成段。
2. 羊肝洗净切片, 放沸水中焯一下, 捞出沥水。
3. 姜丝爆香后, 再下羊肝片和黄酒炒匀, 最后放韭菜和精盐, 急炒至熟。

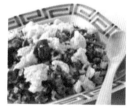

猪肉韭菜炒饭

1. 韭菜切段; 将蛋液打匀, 加盐、胡椒调味。
2. 油锅内翻炒猪肉, 加入牡蛎油、胡椒调味; 倒上饭、韭菜和芝麻, 一同翻炒。盛出待用。
3. 加热植物油, 倒入蛋液, 制作炒蛋。完成后, 盛在炒饭上面。

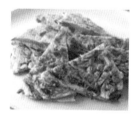

韭菜泡菜饼

1. 韭菜切段; 将韩国泡菜切成细丝; 青椒去籽, 切成细条状备用。
2. 将小麦粉、片栗粉、蛋、水、调味料混合揉匀后再加入韭菜、韩国泡菜和青椒混合拌匀。
3. 加热芝麻油, 放入刚调好的面, 将其摊平。煎熟一面后, 迅速翻转面饼, 将另一面煎熟。

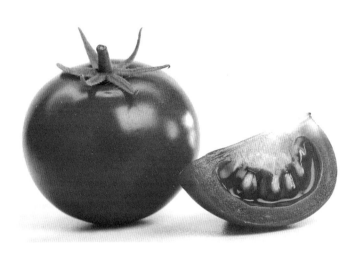

●在美国《时代》杂志上揭晓的10种对现代人最健康的食品中，番茄荣登榜首。

●世界上最受欢迎的水果排行榜：

第一名：番茄

第二名：香蕉

第三名：苹果

夏季吃番茄
抗老防晒防感冒

常吃番茄有抗老防癌的功效，尤其是在夏季吃来，更有防晒、预防夏季感冒的特效。

番茄中的营养精华——茄红素

番茄中鲜艳的红色物质为茄红素。茄红素是类胡萝卜素家族（类胡萝卜素是生成果蔬颜色的天然复合剂）中最强的抗氧化剂，它与维生素C、E一起保护我们免受自由基对人体机能的破坏。

吃番茄降胆固醇

除了维生素和矿物质外，番茄含有丰富的水溶性食物纤维"果胶"，具有降压和降低血液中的胆固醇浓度的作用。

吃番茄预防夏日晒伤

除了可以降低胆固醇和预防一些癌症，番茄还有另外两种有益健康的作用，就是预防晒伤和帮助肌肤保持年轻。

当皮肤受到紫外光照射时，皮肤中的番茄红素能优先与自由基结合，从而保护皮肤中的细胞避免因氧化而损伤。每天坚持食用新鲜的番茄，被太阳晒伤的风险将减少40%。番茄与橄榄油搭配食用，防晒效果会更好。

吃番茄防夏季感冒

由使用空调引起的伤风感冒成为人们夏季健康生活的大敌，常吃番茄这样的红色果蔬，对于夏季感冒可以起到很好的预防作用。

10

小果皮大功效

番茄果皮是番茄中营养物质最为丰富的部分

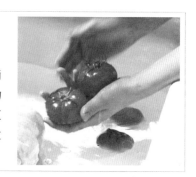

人们在吃番茄的时候，因为番茄果皮的口感和不易消化，总有去除果皮的习惯。然而番茄果皮却是番茄中营养物质最为丰富的部分，将之丢弃实在可惜。其实，只要把西红柿切成小拇指盖般大小，再进行烹饪，就能有效地消化吸收番茄果皮中的营养。吃番茄果皮还对便秘有一定的疗效。

生吃番茄讲究多，熟吃番茄学问多

曼彻斯特大学和纽卡斯尔大学的研究员建议每天两餐以番茄为基础的食物来达到最佳健康状态。

生吃番茄讲究多

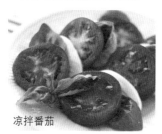

凉拌番茄

粉红水果拼盘——
一份视觉口感兼具的凉爽点心

做法：将1个小西瓜、2个葡萄柚、3个柿子、1个木瓜和4个番茄切丁装盘，加入薄荷叶装饰。

提醒：番茄拌糖吃，虽然美味，但这样的搭配却破坏了番茄里的营养物质，导致番茄中营养的流失。

熟吃番茄学问多

1.熟吃番茄与生吃相比，能够获得更多的营养

番茄中的营养物质茄红素是脂溶性物质，它遇油加热之后，更容易被人体所吸收。

熟吃番茄与生吃相比，能够获得更多的营养。在用番茄做菜时，最好将番茄切小、切碎，通过对它细胞的破坏，使其营养物质更容易释放出来。烹调时，加入橄榄油翻炒，会使油溶性的茄红素更易被吸收。

茄红素非常耐热，因此不管是煎炒还是炖煮，都不必担心其成分会减少。在加热过程中，能获得更多的茄红素。

不过番茄加热时间不宜过长，最好控制在半小时以内。

2.做菜时用番茄酱比番茄沙司好

番茄制品中的番茄酱和番茄沙司含有大量的茄红素等营养元素，番茄沙司中由于调味料过多，不宜经常食用，做菜时应尽量选择番茄酱。产自新疆的番茄酱由于日照时间长，昼夜温差大，其茄红素含量非常高，营养特别丰富。

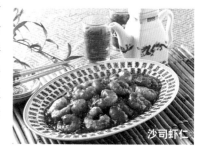

沙司虾仁

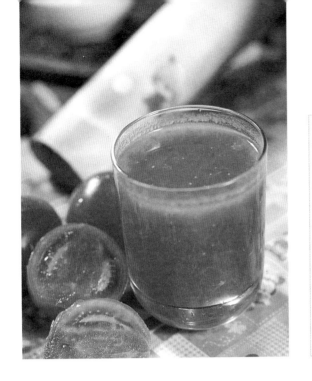

提醒：

自制果汁最好在一两小时内饮完

自制番茄果饮为了保证营养物质的吸收，最好在一两个小时内饮用完毕，以防因氧化而造成的营养流失。

两餐之间才是喝番茄汁的最佳时机

番茄汁属于酸度较高的果汁，果汁的酸度会直接影响胃肠道的酸度，大量的酸度果汁会冲淡胃消化液的浓度；果汁中的果酸还会与膳食中的某些营养成分结合，影响这些营养成分的消化吸收，因此，两餐之间才是喝果汁的最佳时机。

番茄生吃不如熟吃，熟吃不如喝番茄汁

柠檬西瓜番茄汁

功效：不仅美味可口，还可消暑，止渴利尿，防止感冒。

材料：柠檬1个、番茄3个、西瓜2块、蜂蜜适量

做法：柠檬、番茄洗净，切块；西瓜去皮，加入适量凉开水、蜂蜜，用榨汁机搅拌。

强化番茄汁

功效：富含维生素C，使得牙齿更为坚固健康。

材料：番茄2个、香菜30克、橘子1个、草莓50克

做法：番茄、草莓洗净后，对半切；橘子去皮去籽；香菜洗净，一同放入榨汁机中榨汁。

番茄葡萄菠萝汁

功效：对高血压、肾脏病、贫血、食欲不振、皮肤粗糙都有一定疗效。

材料：番茄250克、葡萄200克、菠萝200克

做法：番茄洗净，切成碎块；葡萄洗净；菠萝去皮，切成小碎块。一同放入榨汁机榨汁即可饮用。

番茄牛奶汁

功效：牛奶中的脂肪成分可提高番茄茄红素的吸收率，同时还可补充女性容易流失的钙质。

材料：番茄2个、牛奶200毫升

做法：番茄洗净，在榨汁机中榨出汁水，再与牛奶搅拌，还可以在其中添加谷类食品一起食用。

12

西兰花：
吃得营养，吃出花样

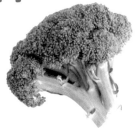

西兰花的平均营养价值及抗癌作用远远超出其他蔬菜，素有"蔬菜之王"的美誉。这般天赐的健康良药，如何吃出美味与营养呢？看了介绍后，相信你一定会受益匪浅。

西兰花——天赐的良药

1.抗癌。西兰花中含有抗癌的植物化学成分二吲哚基甲烷和萝卜硫素，对前列腺癌、肺癌、食管癌、胃癌作用明显。

◎吲哚：人体内有一种生化过程，会让某些雌激素转变成强力雌激素，而这种强力雌激素会引发雌激素细胞敏感部位的肿瘤细胞的增长，吲哚能改变这种生化过程。

◎萝卜硫素：被誉为最有效的抗癌物之一，能增强体内抗御性酶的作用，即帮助身体抵抗肿瘤增长。

◎硫葡萄糖甙：长期食用可减少乳腺癌、直肠癌及胃癌等癌症的发病几率。

2.预防老化。西兰花含丰富的抗氧化剂：β-胡萝卜素、维生素C、硒以及维生素E，能协助保护细胞免遭自由基破坏。自由基是导致人体衰老和疾病的罪魁祸首。

3.增加纤维素含量，肠道更健康。西兰花属于高纤维蔬菜，纤维素有助于预防便秘

和消化道疾病，同时也有助于预防结肠癌、乳腺癌等癌症。

4.血管清理剂。西兰花含一定量的类黄酮物质，能够阻止胆固醇氧化，防止血小板凝结，从而减少患心脏病与中风的危险。

5.增强免疫力。西兰花维生素C含量极其丰富，每百克中含有88毫克，是同量苹果的18倍、番茄的10倍，常吃可防感冒，增强肝脏的解毒能力，提高机体免疫力。

喝西兰花汁治膀胱癌

英国《每日邮报》曾报道过一则英国一位79岁老翁用西兰花汁治膀胱癌的消息。

老翁罹患膀胱癌，医生认为病情严重，不容乐观。但他坚持用西兰花搭配苹果及胡萝卜调味打成汁，每天喝一杯，持续一阵子后，他回医院做检查，竟发现癌细胞已停止扩散，健康状况趋良。

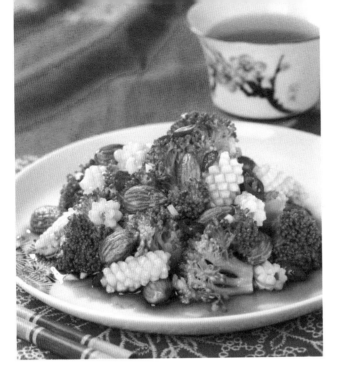

吃西兰花的好时节

每年的11月至次年3月是西兰花花茎中营养含量最高的时候。这个时节吃它，口味和营养最佳。

★ 一周至少吃3次

一周至少吃3次西兰花，不仅可以增强对疾病的抵抗力，提高人体的排毒能力，还可以将患结肠癌的风险降低60%。

西兰花最营养的吃法：生食或做醋拌凉菜

西兰花所含丰富的维生素C、维生素E、硒等营养元素，经高温烹调会大量流失，而在酸性环境中则相对稳定。西兰花最为营养的吃法是生食或做醋拌凉菜。

醋拌凉菜

1.西兰花、莴苣、紫苏、胡萝卜拌甜醋。
2.西兰花、水芹、油菜、元葱、裙带菜、子叶菜、拌甜醋。

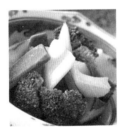

拌色拉

1.西兰花、水芹、橘子、苹果，拌蛋黄酱。
2.西兰花、黄瓜、番茄、欧芹、鸡胸脯嫩肉，拌色拉酱。

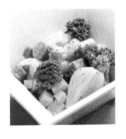

黏糊蔬菜汁——保持身体健康和预防老化

取1/4个西兰花、半个土豆、半根胡萝卜、半只苹果、半个柠檬、适量蜂蜜，放入榨汁机榨汁，完成后即刻饮用。

爽喉润肺的"布哈尔夫糖浆"其实就是西兰花汁

18世纪，欧洲有种名叫"布哈尔夫糖浆"的药液，价格低廉，专治咳嗽和肺结核，深受百姓喜欢。它其实就是由一名叫布哈尔夫的内科大夫，利用西兰花榨出的汁液，煮沸后调入蜜糖制成的。

焯水后要放入凉开水内过凉

吃不惯生食的人可以将西兰花焯水后做醋拌凉菜。

在烫西兰花时，时间不宜太长，否则易失去脆感；焯水后，应用凉开水过凉，捞出沥水待用。烧煮和加盐时间也不宜过长，以防营养流失。

14

西兰花的多样吃法

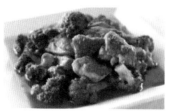
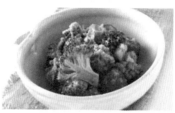
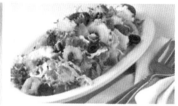

西兰花和鸡：提高免疫力　　西兰花和番茄：抗衰老　　西兰花和鱿鱼：帮助肝脏排毒

西兰花的健康吃法

　　平日里，大家烹制西兰花的方法不外乎是蒜泥、上汤，口味比较单调。做菜时，不妨将西兰花与肉类、鸡蛋或虾仁搭配炒着吃，不仅营养更为丰富、全面，菜肴也更美味了。

1、西兰花＋虾＝补肾壮阳

推荐理由： 虾含有丰富的优质蛋白和钙、碘等矿物质，有补肾壮阳、通络止痛等功效，配以绿色蔬菜西兰花，增加了促进胃肠运动的植物纤维和调节人体代谢的多种维生素，营养更全面。

西兰花炒虾球

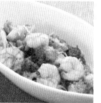

主要食材： 虾350克，西兰花100克，荸荠10颗，葱、姜、蒜适量

3、西兰花＋海鲜＝预防脑血栓

推荐理由： 鱼类是优质蛋白质来源，易消化和吸收，这一点更适用于消化、吸收能力较弱的老年人，常吃鱼类还可以预防眼病。

西兰花豆酥鳕鱼

主要食材： 鳕鱼1大片，西兰花100克，姜、蒜、豆豉、料酒、胡椒粉等适量

2、西兰花＋蛋＝健脑益智

推荐理由： 鸡蛋所含的优质蛋白质对肝脏组织损伤有修复作用；卵磷脂则可健脑益智，是中老年人最天然、廉价的补品，它和西兰花搭档，弥补了西兰花的营养缺陷。

西兰花炒蛋

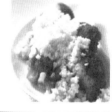

主要食材： 西兰花150克、鸡蛋3只、灯笼椒1个

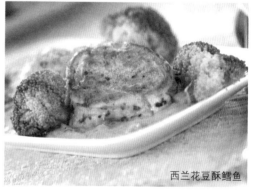

西兰花豆酥鳕鱼

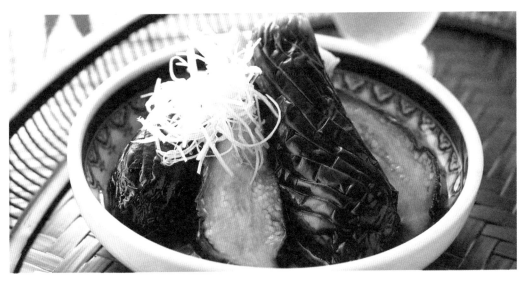

中老年养生保健的健康菜
养心添寿吃茄子

茄子是6月最为新鲜的应季食物，养心的最佳食材。而且对于高血压、动脉硬化的患者以及广大中老年朋友来说，它更是一种理想的食疗、保健蔬菜。

夏日养生重在养心

按中医四季养生的理论来说，夏属火，火气通于心，心火上炎之后，人们容易出现疲劳、胸闷、睡眠不好、头痛、心悸等症状。心脏负担加重之后，心脑血管疾病也容易频发。因此，夏季是最适合养心的季节。

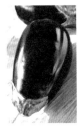

健康吃法：蒸茄子

将茄子洗净，切开缝放于饭中蒸熟，然后拌入葱姜、蒜末、香油、盐、酱油调味食用，是最健康的食茄法。

健康提醒

1. **勿吃老茄子**：老茄子，特别是秋后的老茄子含有较多茄碱，对人体有害，不宜多吃。

2. **脾胃虚弱者少吃**：茄子虽营养丰富，能防病保健，但它性寒滑，脾胃虚寒、容易腹泻的人不宜多吃。

茄子的营养价值

●保护心血管

1.其他蔬果罕有的维生素P：含有丰富的维生素P，尤其在紫茄中含量更高，每100克中高达720毫克。

维生素P具有很高的医药价值，可降低毛细血管的脆性和通透性，增强血管弹性，对老年人的血管硬化有抑制作用，还能增加对传染病的抵抗力。

2. 白黎芦醇：茄子是少数几种含白黎芦醇的蔬果，白黎芦醇能预防心脏病，对抗自由基对身体的破坏。

●降低胆固醇

皂角苷：含皂角苷，具有降低血液中的胆固醇的作用。据科学研究显示，吃茄子后人体内的胆固醇含量能下降10%。

此外，茄子中含有的葫芦巴碱、水苏碱及胆碱，对降低胆固醇含量也有独特功效。

●防治胃癌

龙葵碱：能抑制消化系统肿瘤的增殖，对防治胃癌、直肠癌有一定效果。

●抗老化

花色苷：茄子是一种健康的紫色食品，富含具有抗氧化功效的营养元素维生素C、维生素E等，特别是其含有一种在紫色食物中普遍存在的花色苷，它是一种高效抗氧化剂，能帮助你延缓衰老，改善你的记忆能力和保护大脑。

除了上述介绍的几种主要食疗功效，常吃茄子还可防治坏血病，预防高血压引起的脑溢血和糖尿病引起的视网膜出血，对老人斑、痛风患者也有一定效用。在夏天食用茄子还可预防痱子。

过油茄子要少吃

说起茄子的吃法，最为常见的恐怕是过油茄子。可你知道吗？茄子过油，味道是好了，可其中所含的营养元素如维生素P、维生素C等也跟着急剧下降，保健作用失去一大半；而且茄子吃油，高温过油后，它变成了高热量、高脂肪的食物，食用起来增加了患肥胖和慢性病的几率，是极为不健康的食法。

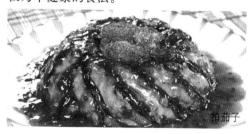

扣茄子

如何避免茄子"吃"油过多

1.在烧茄子前，先将茄子在蒸锅内蒸一下，然后再烧。

2.炒茄子时先不放油，用小火干炒一下，等到其中的水分被炒掉、茄肉变软之后，再用油烧制。

3.油炸茄子会造成维生素P大量损失，挂糊上浆后再炸制，能减少这种损失。

连皮吃茄子：

吃茄子时，最好不要削皮，因为茄子皮中含有大量的营养成分和有益健康的化合物，譬如维生素P最为集中的地方是在其表皮与肉质连接处。

夏吃生姜
不用医生开药方

　　生姜是烹饪必备之物，作为配料入菜，可去腥解膻，起香增鲜，同时还有很好的食疗药效。有俗语说"冬吃萝卜夏吃姜，不劳医生开药方"，意思说的就是，夏天吃生姜，冬天吃萝卜，对身体健康大有好处。

民间对生姜的评价

● 饭不香，吃生姜

● 冬吃萝卜夏吃姜，不劳医生开处方

● 冬有生姜，不怕风霜

● 一片生姜胜单方，一杯姜汤老小康

名人与生姜

孔夫子：春秋时期，著名思想家孔夫子偏爱食姜，倡导每餐"不撤姜食"的养生之道，所以他尽管一生坎坷、贫穷，仍活到古稀之年。

王夫之：明末清初著名思想家王夫之一生爱姜，晚年隐居乡下，把所住的草堂叫做"姜斋"，并自号"卖姜翁"。王夫之爱吃姜，并亲自种姜，还写下一首"卖姜词"来颂姜，谓姜最疗人间病。

不老传说：八旬老僧服姜四十年

　　《东坡杂记》记有：杭州净慈寺有位老和尚，八十多岁了仍目光炯炯，面色红润，看上去好像四十多岁。

　　问其原因，他说自己不老是因为每日食姜，连食四十余载。

　　他不老的秘方是："此方只一味生姜，把姜捣烂，绞取姜汁，盛入瓷盆中，静置澄清，除去上层黄清液，取下层白而浓者，阴干，刮取其粉，名为'姜乳'。一斤老姜约可得一两多姜乳，用此姜乳与3倍面粉拌和，做成饼蒸熟即成。每日空腹吃一二饼。"

　　苏东坡很欣赏此方，做诗赞道："一斤生姜半斤枣，二两白盐三两草，丁香沉香各半两，四两茴香一处捣。煎也好，泡也好，修合此药胜如宝。每日清晨饮一杯，一生容颜都不老。"

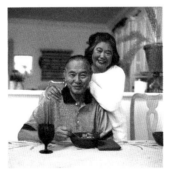

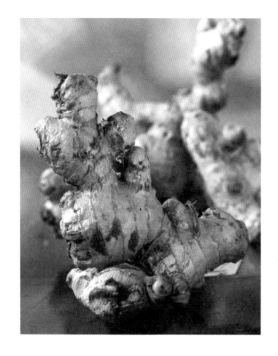

生姜对人体的益处

1.解毒杀菌 若在做菜时放些生姜，既可调味又可杀菌解毒，一举两得。

2.防治空调病 长期处于空调环境下，容易患上"空调病"，常表现为感冒伤风、胃肠功能紊乱、腰肩疼痛等症状。中医学认为，生姜具有发汗解表、温胃止呕、解毒三大功效，故经常喝点姜汤，可有效防治"空调病"。

3.增进食欲 炎炎夏日，人体受暑热侵袭或出汗过多，常致食欲不佳。生姜中的姜辣素能刺激舌头上的味觉神经，增强胃肠蠕动，促进消化，开胃健脾。

4.可除老年斑 生姜中的姜辣素进入体内后，能产生一种抗氧化本酶，抗老化功效比维生素E还要强得多。

5.能防胆结石 生姜中所含的大量姜酚，能抑制前列腺素的分泌过多，减少胆汁中黏蛋白含量，不至于因黏蛋白过多而与胆汁中钙离子和胆红素结合，从而可以预防胆结石的形成。此外，生姜中含有较多的油树脂，有较强的利胆作用。

6.改善睡眠 生姜中含有的松果体素可起到改善睡眠的作用。

7.克服畏冷 俗语云"一杯清茶一片姜，御寒健胃是良方"，生姜中的姜辣素能刺激心脏和血管，有促进血液循环、祛风御寒的功效。

民间食疗用法

● **能解半夏之毒**

据《夷坚三志》记载：杨玄之在楚州因吃鹧鸪肉过多而引起咽喉红肿，破溃后流脓血不止，老中医杨介在询问他的饮食习惯后，先让他吃上1斤鲜生姜。

杨玄之吃起生姜来，初尝几片，并无感觉；再吃便觉味甘甜而香，吃至半斤时，咽喉疼痛渐消；吃够1斤，开始感觉味辛辣，脓血停止，病已愈。原来杨玄之吃鹧鸪肉过多，造成半夏中毒，而生姜可解半夏之毒。

● **缓解风湿关节炎**

丹麦医学专家表示，风湿关节炎患者，连续食姜3个月，肿痛症状将大大减少，关节僵硬现象也可缓解。日本一些医学专家也宣称，风湿关节炎患者若能每次吃三分之一匙的姜粉，每天服用3次，坚持吃上一段时间，会收到奇效。

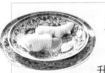

民间配方

感冒风寒、咳嗽流涕

1. 姜蜜饮：将老姜洗净、切碎，加入清水500毫升，水煎30分钟，去渣取汁，浓缩至250毫升，加入蜂蜜，煮沸即可。早晚分别服用，每日一剂，连服3～5天。

2. 萝卜生姜汁：白萝卜削皮，洗净，切薄片；姜洗净，切薄片。将萝卜、姜加水煮，大火开后转小火煮20分钟，加糖调味即可。

老年慢性咳嗽

1. 红糖姜汁：可用鲜姜捣汁，半匙姜汁加1匙红糖服用，早晚各服1次。

2. 生姜蛋止咳法：用豆油煎荷包蛋，在蛋黄处加少许生姜丝，煎熟后趁热服食。每日2次，可治久咳无痰。

慢性胃炎

姜醋：生姜100克切成细丝，浸泡在250毫升米醋中，密闭储存，空腹服用10毫升，有温脾胃、散寒、止痛功效，可治慢性萎缩性胃炎。

冬吃萝卜，夏吃姜

俗话说：冬吃萝卜夏吃姜，夏天闷热潮湿，人的浑身都淤积着浊气，清凉的食物可清肝利胆，但与血脉经络无关，肠胃凉了，筋骨仍然僵着，这时候，不妨选上几支新上市的嫩姜凉拌着吃或是腌着吃。

姜的妙用

● 每天早、晚坚持用生姜水漱口，睡前稍饮之，可促进血液循环，防动脉硬化。

● 每日用热姜水代茶漱口二三次，连续3日，可愈合口腔溃疡。

● 遇腰或肩疼痛，在热姜水里加少许盐和醋，然后浸热毛巾，拧干后敷于患处，可使肌肉由张变弛，舒筋活血，缓解疼痛。

● 用热姜水浸泡双脚15分钟，可降血压。

天然的味精

去腥除异味：如将鲜肉类、禽类、鱼类或海味原料，用姜汁浸渍，不但可起到保鲜防腐作用，还能去腥除异味。

提味：在烹饪一些清淡的食物时，如素烧花菜、菜头、笋，加姜可以提味，吃起来清淡中略带有绵绵余味。

烹调用姜不应选用新姜，老姜的味道更浓香。老生姜可以用来煲汤喝，很补；而嫩生姜可以切成片炒肉片，脆而爽口。

有些菜肴可用姜丝作配料同烹，而火工菜肴要用姜块或姜片去腥解膻，一般炒菜用姜米起鲜。鱼圆、虾圆、肉圆等去腥增香用姜汁比较适宜。

晨吃三片姜，赛过吃人参

晨间，人的胃中之气有待升发，吃点姜可以健脾温胃。

到了晚上，人体阳气收敛、阴气外盛，应该多吃清热、下气消食的食物，生姜的辛温发散作用会影响人们夜间的正常休息，还很容易产生内热、上火，故不宜多食。

晨起含姜片：早晨起床后，先饮一杯开水，然后将生姜刮去皮，切成薄片，取4～5片烫一下，将姜片放入嘴里含10～30分钟，再咀嚼食用。

喝生姜大枣汤：早晨取大枣10个、生姜5片、红糖适量，煎汤代茶饮。每日1次，特别适合冬季手脚发凉的人们食用。

20

常食但不可多食

生姜要常食，但不可多食，多食易上火，每天5～10克较为适宜。凡属阴虚内热、内火偏盛之人忌食；患目疾、痈疮和痔疮者不宜多食久食；肝炎患者忌食；多汗者忌食；糖尿病人及干燥综合征者忌食。

腐烂生姜有毒

民间有"烂姜不烂味"之说，这是错误的。腐烂的生姜会产生一种毒性极强的物质黄樟素，这种毒素能使肝细胞变性坏死，进而诱发肝细胞癌变，因此烂生姜不可食。

姜皮要不要削？

有些人吃姜喜欢削皮，这样做不能发挥姜的整体功效。一般的鲜姜洗干净后可直接切丝分片。

姜的保存

为了预防生姜霉烂变质，可将鲜生姜洗净晾干，刮皮切末，用盐拌匀，放入瓶罐内密封贮存，长年保鲜。或者将整块生姜埋人湿沙中，也可保持生姜的鲜嫩。

生姜粥

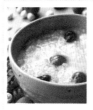

取鲜生姜6～9克、粳米或糯米2～3两、大枣几枚，将生姜切为薄片或细粒，同米及大枣同煮为粥。

暖脾胃，散风寒。适用于脾胃虚寒、反胃羸弱、腹痛泄泻、头痛鼻塞，以及慢性气管炎、肺寒咳嗽等病。

姜的烹饪

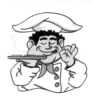

热菜：夏天的新姜除了冷拌腌泡，做热菜也有很多妙趣。

在炒菜中，仔姜肉丝是常见的一味，佐酒下饭，都很适宜，其中尤以与青椒、甜椒搭配最佳。若是煸炒或清烧，鳝鱼、鸡丁、牛蛙都是可选之料。

姜汤：夏天喝姜汤可以保护肠胃，提神醒脑，预防中暑；冬天喝姜汤则可暖胃暖身。用料：生姜五钱，陈皮二钱，去核红枣十枚，蜂蜜适量。做法：先将陈皮、红枣用清水浸洗；生姜切片；将全部材料放入煲锅内，加水煮大约30分钟，调入蜂蜜即成。

酒：在花雕中可放一撮姜丝，姜厚积薄发的炽热，能激发酒的豪气。

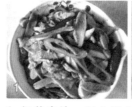
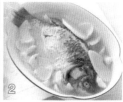

1.仔姜肉片：仔姜微辛辣，有去毒健胃、化痰生津的功效。细切之后脆如笋，肉片融入姜味，格外诱人。

2.生姜鲫鱼：经常食用能增强抗病能力，健脾利湿。对脾胃虚弱、水肿等有食疗作用。

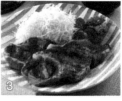
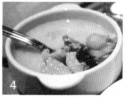

3.姜烤猪排：在吃油腻的、胆固醇高的食物时，配一点姜可降低胆固醇含量。

4.用姜熬煮的鸡汤：将童子鸡用姜块熬煮，是治疗发烧、感冒伤风和咳嗽的良方，而且能加强人体免疫力。

洋葱药蔬可两用
防疾保健把功立

洋葱性温、味辛酸，含有丰富的硫化物及钙、磷等矿物质，其中一种名为硫化丙烯基的硫化物能促进维生素B类的活性，有防疾保健的食疗作用。

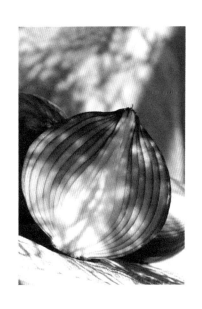

洋葱的营养价值及食疗功效

● 生吃洋葱降血糖

洋葱中含有与口服降血糖剂甲磺丁胺相似的有机物，具有刺激胰岛素合成及释放的作用。

对于糖尿病人来说，生吃洋葱降糖效果最好（每餐25~50克），也可作为辅料做凉拌菜吃，具有明显的降血糖作用。

提醒：洋葱，烹调时间太长，降糖成分就会损失。

● 预防胆固醇过高

每天生吃半个洋葱，或喝等量的洋葱汁，有提升好的胆固醇（HDL）、预防胆固醇过高的疗效，还能保护心脏。

● 降血压、预防血栓

洋葱是极少数含有前列腺素A的蔬菜，经常食用对高血压、高血脂和心脑血管病人都有保健作用。

前列腺素A能扩张血管、降低血液黏度，从而能减少外周血管和增加冠状动脉

健康提醒

洋葱性温，胃火炽盛者不宜多吃，吃太多，会致胃肠胀气。

红酒泡洋葱，降压好搭档

用红酒泡洋葱，不仅能达到降压、保护心脏的效果，体质偏寒性的中老年朋友饮用效果更好，但只可作为辅助疗法，不能替代正规的医药治疗。

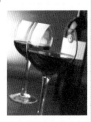

处理洋葱不流泪的秘方

方法一：切洋葱前将洋葱浸入热水中3分钟再切，就不流泪了。

方法二：将洋葱放在水中切开，泡一下水后再捞起来做进一步处理。

的血流量，预防血栓形成，并促进引起血压升高的钠盐等物质的排泄，从而使血压下降。

22

● **防止骨质流失**

洋葱含有丰富的钙质，常吃它能提高骨密度，预防骨质疏松症，效果甚至比治疗骨质疏松症的药还要好。

● **抗癌**

洋葱中含有一种名为"栎皮黄素"的天然抗癌物质，它能阻止体内的生物化学机制出现变异，控制癌细胞的生长。

洋葱中含有微量元素硒，它是一种很强的抗氧化剂，同样也具有防癌、抗衰老的功效。

● **对抗哮喘**

洋葱含有至少三种抗发炎的天然化学物质，对治疗哮喘有一定疗效。

据德国的研究，洋葱可以使哮喘的发作几率降低50%左右。

洋葱新吃法

洋葱粥

材料： 洋葱100克、粳米50克

做法： 洋葱洗净切成片；粳米淘洗干净；将洋葱、粳米煮成稀粥即成。

洋葱薏米粥

材料： 薏米100克、南瓜100克、洋葱100克

做法： 薏米用凉水泡4小时后慢火煮粥，待米烂时，将南瓜切块，洋葱切丁入粥同煮至熟。

热饮：洋葱可乐汁

治外感风寒引起的头痛鼻塞

做法： 可乐500毫升，加入洋葱100克、生姜50克、红糖少量，慢火烧开5分钟。

洋葱土豆泥

材料： 土豆4个、洋葱半个、细葱8根、黄油、细盐

做法：

1.将土豆洗净放入水中煮熟，将皮剥去，压成泥状。

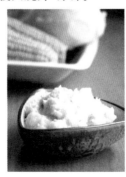

2.先将细葱和洋葱切成极细小的丁状；锅中放入少量植物油加热后，将洋葱及一半的细葱倒入，翻炒至焦黄有焦香味。

3.将炒好的洋葱及剩下的二分之一细葱倒入土豆泥中，加入黄油和少量细盐一起搅拌均匀，如果喜欢还可以加入少许牛奶。

酱汁洋葱

材料： 洋葱5个，干辣椒3个，酱油、水、醋、糖适量

做法： 将洋葱洗净，撕去外皮。洋葱对半切成四等分。放入所有调料，腌制三天后，即可食用。

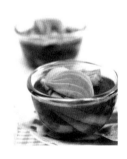

Q&A

洋葱特别辣，尤其是生吃的时候，怎样才能减轻辣味？

可以在冰箱里放一段时间拿出来再做，这样的话洋葱的辛辣味就可以减少很多。

小小菌菇，功过神医

著名保健专家洪昭光曾提出，日常饮食概括起来就是6个字"一荤一素一菇"，这个菇就是指菌菇；别看菌菇小小个儿，一点也不起眼，但多吃有降低血液胆固醇、调节免疫功能、捍卫细胞健康的大功效。

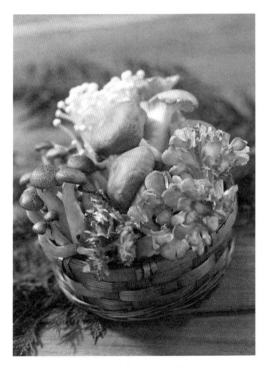

木耳的健康小故事

我国明朝医学家李时珍在深山中采药时，遇到一位鹤发童颜的老人，老人虽已过百岁，但是眼不花，耳不聋，还能翻山越岭。李时珍好奇地询问老人的养身之道，老人笑着指了指竹篓里的木耳和胡萝卜说："喏，就是常常吃胡萝卜烩木耳。"

身边常见的食用菌

草菇 "放一片，香一锅"

鲜草菇维生素C的含量是番茄的17倍；还包含人体必需的十余种氨基酸等物质。它能够减慢人体对碳水化合物的吸收，是糖尿病患者的饮食良伴。

提示： 无论是鲜品还是干品，都不宜浸泡时间过长。

香菇 "抗癌新兵"

香菇含有丰富的蛋白质、腺嘌呤、胆碱，可预防肝硬化并降低胆固醇；营养价值是牛肉的4倍，且含有一般蔬菜缺乏的麦淄醇，可促进体内钙的吸收。

提示： 发好的香菇要放在冰箱里冷藏，才不会损失营养。

双孢菇 "上帝的食品"

双孢菇的蛋白质含量几乎高于所有的蔬菜，与牛奶相当；但它的脂肪含量却是牛奶的1/16，且所含的脂肪又多为有益健康的不饱和脂肪酸。

提示： 成人每天食用25克鲜蘑菇就能满足一天所需要的维生素。

24

木耳 "含铁王"

木耳中铁的含量比肉类高出100多倍，是牛奶的1850倍；具有一定吸附功能，有助于清洁人体胃肠中的有毒物质；还具有疏通血管、降低血粘度的特效。

提示： 凡浸水后变色、有苦味、耳片烂而不脆的皆为假耳、烂耳，食后对身体有害。

金针菇 "益智菇"

金针菇中赖氨酸和锌含量较高，经常食用可增强记忆力。此外，它的纤维质是蔬菜之冠，且含有的多糖体朴菇素及较多的碱性蛋白物质，对肝脏疾病和胃肠溃疡有一定疗效。

提示： 金针菇宜熟食，不宜生吃。

珍贵药用菌

金耳
"与人参、鹿茸并列为高级补品"

含磷、硫、锰、铁、镁、钙、钾等微量元素，具有润肺补肝、益气补血、消炎解毒、扶正固本、延年益寿等功效。

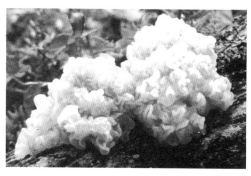

地下块菌 "餐桌上的黄金"

又叫"黑菌"，在营养价值上比其他菌菇含有更多的钾、钙、镁、铁、氟等微量矿物质元素。因为珍贵稀有，故有"一克黑菌一块金"的说法。

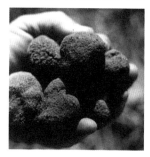

松茸 "蘑菇之王，赛鹿茸"

松茸吸收了松树的精华香气，具有抗核辐射、治疗糖尿病、抗癌、壮阳等特殊作用，日本人称其为第二生命。

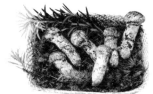

营养菌菇宴

1.牛蒡草菇鸭汤：

滋阴养胃、清肺补血、利水消肿。

材料： 鸭腿2只、草菇100克、牛蒡100克、姜、大葱、花椒等。

2.花菇烩山药：

促进钙吸收，强化人体免疫力。

材料： 花菇50克、山药200克、蚝油、生粉、麻油等。

3.平菇海带汤：

降低血粘度，防止动脉硬化。

材料： 海带丝80克、平菇200克、鸡胸脯肉50克、金华火腿25克以及油菜25克等。

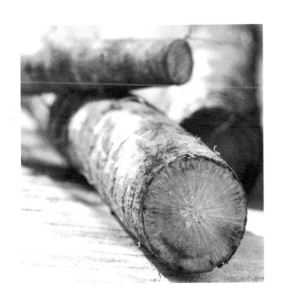

山药
平民养生品

11月至来年1月，山药正应季，在这个时节吃山药，物美价廉效更佳。

药中上品　菜中佳肴

山药色白入肺，味甘归脾，液浓益肾，能滋润血脉，固涩气化，宁嗽定喘，强志育神。

山药其性甘平，气阴两补，为培补中气最平和之品，中医学上认为它"主伤中补虚，除寒热邪气，补中益气力，长肌肉，久服耳目聪明"，是贫血、慢性肠炎、脾胃虚弱、食欲不振、消化不良、早泄等亏虚患者的营养补品。

1.糖尿病人的食疗佳品：山药含丰富的黏蛋白，能促进蛋白质吸收，提高免疫功能，预防动脉粥样硬化，有降血糖的作用，是糖尿病人的食疗佳品。

2.延年耐老：山药富含薯蓣皂，能促进内分泌激素和细胞的新陈代谢，美容养颜，延年益寿。

山药达人：张锡纯

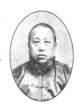

清末民初大医家张锡纯善用山药救急拯危，他认为：山药之性，能滋阴又能利湿，能滑润又能收涩，补肺的同时，兼补脾胃，还能益精固肾。

滋补：长寿汤

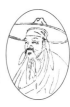

清朝一代名医傅青主为其母配制了一道名为"八珍汤"的长寿汤。此汤用羊肉、羊脂油、山药、藕、蒸过的麦粉、黄芪、黄酒、黄酒糟汁炖成。其母服此汤，高寿至八十四岁。

味美：陆游甜羹

诗人陆游非常喜爱一道以山药为主烹饪的甜羹，他曾作诗这样描述到："以菘菜、山药、芋、莱菔杂为之，不施醯酱，山庖珍烹也。"

26

山药怎样吃最好？

一、生吃

山药经过高温烹饪后淀粉酶活性会降低，所含的山药碱、皂甙、多种氨基酸及锌、铁、钙、硒等十余种人体必须的微量元素也会流失，所以生吃山药是保存其营养性的上佳吃法。推荐将山药榨汁喝。

二、蒸着吃

不习惯生食的人可将山药蒸着吃，这样既能很好地保存其营养价值，而且原汁原味的，美味又很健康。

做法：山药削皮，加一点枸杞、蜂蜜，然后在煮粥或是烧饭时顺便上锅蒸就可以了，既方便又省能源。如果愿意，吃的时候还可以撒上芝麻或核桃粒。

三、醋拌凉菜

将山药和其他蔬菜，醋拌作凉菜食用，既保存了山药的营养价值，还有开胃消食、消除便秘的功效。

四、煮粥

山药汁浆稠黏，以之煮粥，能使食物营养与药力完全为人体吸收。

山药牛蒡粥 —— 止咳宁喘：山药配牛蒡，止嗽最佳，宁嗽定喘，有安肺之功。

做法：生山药一两半，牛蒡子四钱，同煎去渣，调入柿霜饼六钱，连服二次痊愈。

山药配鸡蛋黄 —— 固肠止泻：蛋黄滋阴润燥，养血熄风，配合山药同服，补真阴，固元气，止泻泄之效更彰。

做法：取生山药30克、熟鸡蛋黄3枚。将山药切块，研成细粉，用凉沸水调成山药浆，然后再将山药浆倒入锅内，置文火上，不断用筷子搅拌，煮沸后加入蛋黄，继续煮熟即成。每日2次，空腹温热服。

山药豆浆饮品

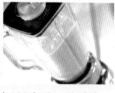

材料：山药约长10厘米、醋适量、豆浆300毫升

汤汁：浓汤宝1个、热水200毫升、盐稍许、黑胡椒适量

做法：1.山药削皮，放入醋水浸蘸后，切成块状。2.用热水溶解浓汤宝后，放入冰箱预先冷却。3.把山药、豆浆、汤汁放入搅拌机充分搅匀。4.加入盐调味，放入冰箱预先冷却。吃的时候，倒入容器，再加入黑胡椒、香菜调味饮用。

百年药店回春堂推荐

山药米仁茨实枸杞粥

对于体质不佳的人，山药(10克)、米仁(15克)、茨实(15克)、枸杞(5克)煮粥，服后能快速增长气血，保健康。

挑选：山药品种，以河南怀庆府的品质最好。一般来说，菜场里面卖的山药，口感佳但药力不佳。药店卖的干燥后的生山药，用来煲汤，养生进补功效佳。

购买山药时，可查看其切口处，如果是已经结疤而且黑黑的，则不太新鲜。

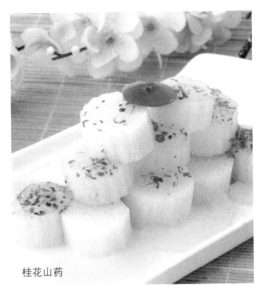

对付山药的小秘诀

1.山药氧化变色快，在切片后，放入盐水中，可以防止山药氧化变黑。

2.山药黏乎乎的，清洗或切片时易滑手，只要放醋水里浸润一下，即可防滑。

3.山药皮易致皮肤过敏，削完山药后的手不要乱碰，把沾到的地方放在火上烘一下，很快就不痒了。或是在处理山药前先用醋水弄湿手，也可防止过敏发痒。

> **禁忌：**烹煮时间不宜过久，体质极端燥热者、便秘严重者要尽量少吃，急性腹泻或感冒发烧时暂停食用。

桂花山药

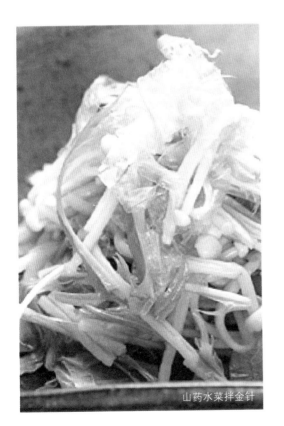

山药水菜拌金针

山药水菜拌金针菇
——高血压、糖尿病病人的理想佳肴

营养分析：山药含丰富的水溶性半纤维素，具有饱腹、改善糖代谢、提高胰岛素敏感性的功用；金针菇具有利肝脏、益肠胃、排出体内囤积毒素的功效。

　　这道菜结合二者的食疗功效，可谓是糖尿病、高血压患者的健康福音，不仅可提高人体免疫力，对于中年肥胖的人来说，还能起到减肥、抑制血脂升高、防治心脑血管疾病的作用。

食材：水菜、山药、金针菇、调味汁适量

调味汁：木鱼花适量、盐适量、色拉油适量

做法：1.山药用切丝器处理成丝状，浸入盐水中待用。2.起油锅，炒金针菇。3.水菜经过清洗后，切段，沥水待用。4.按1份金针菇、2份水菜的比例混合，加入山药丝。5.加入调味汁，充分拌匀。

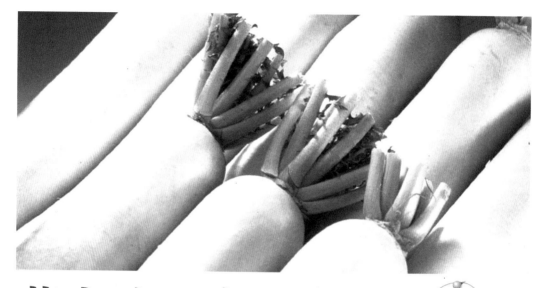

萝卜响，咯嘣脆
吃了能活百来岁

萝卜在民间素有"小人参"的美誉，消食通气，清火化痰；冬天是吃它的最佳季节，口福保健，一举两得。

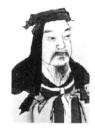

萝卜养生俗语

★ 萝卜出了地，郎中没生意

★ 十月萝卜小人参

★ 冬食萝卜夏吃姜，不劳医生开药方

★ 上床萝卜下床姜

萝卜的故事

萝卜地，救曹田 传闻三国赤壁之战时，曹操大败于孙刘联军，从华容道逃往荆州，适值天热，士兵们精疲力竭，饥饿不堪，无法前行。恰好道旁有大片萝卜地，士兵们靠萝卜充饥，挽救了生命，后人便将这块救了饥饿不堪的曹军的萝卜地称为"救曹田"。

真萝卜，假燕窝 传说唐朝武则天时，一年秋天，洛阳东关菜地挖出个重约30斤的大萝卜，民众认为是丰年之兆，于是将它进贡宫廷，武则天一见大悦，传旨厨师做菜。萝卜原只是一种平民食物，宫廷厨师并无做萝卜的经验，但慑于皇命，终于做出一道将萝卜切成细丝，并配以山珍海味，制成羹汤的佳肴。武则天用后大为赞赏，以其具有燕窝风味赐名"假燕窝"。

读者验方推荐

"萝卜不仅能降气消食，还是老慢支的克星。" （陈先生 68岁）

这两年"老慢支"经常发作，痰也特别多。朋友介绍萝卜，说其长于顺气健胃，清热消痰的功效也不错，我开始注意起萝卜来。刚开始吃时，对萝卜的味道还不是很适应，但是连吃了数月下来，发现自己的胃口慢慢开始好了起来，气也和了许多，痰也没那么多了，而且往年这个时候总找上我的老慢支，今年迟迟未"光顾"我，这大概都是萝卜的功劳吧。后来问了相熟的中医，他说，萝卜既是日常食物，也常用于中药，入药的萝卜称为莱菔，有化痰破气、消食行痰的功效。《韩氏医通》上介绍的三子养亲汤，就是由紫苏子、白芥子、莱菔子组成的，顺气降逆、化痰消滞功效很好，至今仍是"老慢支"患者的常用方。

在这里，特向和我有同样烦恼的老年朋友推荐我的两道验方：

1.蜂蜜萝卜：用萝卜半斤左右、冰糖和蜂蜜适量，加少量水同煮，温服。我自己尝试了更好吃的法子，那就是，取大个的白萝卜，洗净后，切两半，把芯子挖掉，舀上两勺蜂蜜，置于蒸锅，蒸上片刻后取出食用。

2.萝卜豆腐汤：取萝卜和豆腐，大约1：2的比例，一同炖至烂熟后即可食用。

萝卜惊人的营养价值

萝卜性平微寒，营养丰富，有很好的食用、医疗价值，可清热解毒、健胃消食、化痰止咳、顺气利便、生津止渴、补中安脏等。常吃更可降低血脂、软化血管、稳定血压，预防冠心病、动脉硬化、胆石症等疾病。

1.帮助消化：萝卜中含糖化酶、芥子油，能促进胃肠蠕动，增加食欲，帮助消化；其所含丰富的粗纤维也能促进胃肠蠕动，利于食物代谢及废物的排出。

2.增强免疫力：萝卜含丰富的维生素C和微量元素锌、磷等，有助于提高免疫功能。

3.防癌抗癌：常吃萝卜，对防癌、抗癌有重要意义，这主要体现在：①萝卜含有一种叫"干扰素诱生剂"的活性物质，能诱导细胞产生干扰素，抑制胃癌、食道癌、子宫颈癌等癌细胞的分裂、生长。②萝卜含有木质素，能提高巨噬细胞的活力，吞噬癌细胞。③含有多种能分解致癌的亚硝酸胺的物质。④萝卜含有一种叫"MTBI"的辣味成分，这种成分有防癌作用，而且萝卜越辣，防癌效果越好。

4.避免发胖：萝卜中的淀粉酶能分解食物中的碳水化合物、脂肪，使之得到充分的吸收，以减少脂肪在体内的堆积；此外，它所含的热量较少，纤维素较多，吃后易产生饱胀感，这些都有助于减肥。

5.美白皮肤：《食疗本草》关于萝卜这样记载道："利五脏，轻身，令人白净肌细。"可见，常吃萝卜还有美肤的功效。

30

萝卜的其他妙用

1.嗓子痛时生吃萝卜能消肿止痛。

2.喝白萝卜汁，可以醒酒。

3.用萝卜煮水洗脚，能止脚汗与治脚臭。

4.生萝卜切丝拌糖吃可戒除烟瘾。

萝卜的吃法

萝卜熟食甘似芋，生食脆如梨。李时珍则在《本草纲目》中一口气写下萝卜的九个"可"："萝卜，生沙壤者而甘，生瘠地者坚而辣，根、叶皆可生可熟，可菹可酱，可豉可醋，可糖可腊，可汤可饭，乃蔬中之最有益者。"

如果能坚持每餐吃50～100克生萝卜的话，你将得到意想不到的健康收获。

萝卜的皮和叶，营养惊人

很多朋友吃萝卜的时候都习惯把萝卜皮和叶当垃圾扔掉，殊不知，萝卜皮和萝卜叶才是真正的营养宝贝。

萝卜富含维生素K，有抗血液凝固、防止骨质增生的作用，但这些营养素大都存在于萝卜的叶和皮中。而辛辣的萝卜皮中含有相当多的异硫氰酸酯类物质，它们正是萝卜防癌作用中的关键成分。

不同段落，营养各不同

萝卜不同部位所含的营养成分不同，吃法也不同。

①萝卜的顶部开始到3～5厘米处，此段含维生素C最多，味甜，但质地较硬，适宜切丝、爆炒或者煮汤、剁馅。

②萝卜的中段，维生素含量高，糖分也

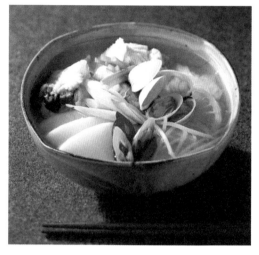

高，但质地较脆软，可切块炖、炒丝、烧汤，但最可口的吃法是切丝做醋拌凉菜。

③萝卜的下半段含较多的淀粉酶和芥子油一类的物质，吃起来有些许辣味，可用来腌制萝卜干。糖尿病人也可削皮生吃，以代替糖分高的水果。

食用方便、疗效显著的家庭良药

1.治扁桃腺炎：取白萝卜汁100毫升，调匀，以温开水送服，每日2～3次。

2.治高血压：取白萝卜汁150毫升，加红糖50克调匀，每日2次，每次服100毫升。糖尿病患者忌服。

3.治老年性头晕：取白萝卜30克、生姜30克、大葱30克同捣如泥，敷在额部，每日1次，每次约敷半小时。

4.胃痛：红萝卜炒熟研碎，1日3次，每次6克，或痛时即服。

5.治哮喘：白萝卜适量，弄碎取汁300克，加蜂蜜30克，温开水冲服，每日3次，一次100克。

不同萝卜的食疗功效

白萝卜：超强的解毒功能

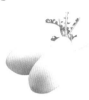

白萝卜含芥子油、淀粉酶和粗纤维，具有促进消化、增强食欲、加快胃肠蠕动和止咳化痰的作用，其抗氧化性及抑制细胞老化的效果也非常明显。另外还有很强的解毒功能，对于食积不消、支气管炎、醒酒利尿等有一定药用价值。宜生食，但要注意，吃后半小时内不能进食，以防其有效成分被其他物质稀释。

青萝卜：清火，止咳嗽

性微凉，味甘，肉质紧密、脆、甜、多汁，生食如水果，有健胃消食、止咳化痰、顺气利尿、清热解毒、帮助消化、促进食欲等效用。除生食外，还可做汤、干腌、盐渍、制作泡菜等。

胡萝卜：
虽不清火通气，却护眼与美肤

胡萝卜所含的营养素中，以胡萝卜素最突出，具有降压、强心、利尿、抗炎、抗过敏的自然功效。

胡萝卜不适宜生吃，因为胡萝卜素在小肠受酶的作用，转变为维生素A。如生食胡萝卜，就会有90%的胡萝卜素成为人体的"过客"而被排泄掉，起不到营养作用。经烹调和碾碎食用的胡萝卜的营养价值能进一步提高。

萝卜泡菜：提高免疫力、抗癌

萝卜泡菜不仅营养丰富、美味可口，而且是抵御疾病的免疫食品。

1. 预防成人病。萝卜泡菜中的主要材料是萝卜和白菜，它们含有丰富的纤维素，可降低胆固醇，有预防高血压、动脉硬化的作用。

2. 制作萝卜泡菜时添加的辣椒、蒜、姜、葱等辅料，可起到杀菌抗癌、促进消化酶分泌的作用。

步骤一、制作泡菜原汁
（培养泡菜发酵菌）

1. 在冷水里放入一些花椒（30粒），适量的盐，然后把水烧开。水量在坛子容量的10%～20%左右。

2. 待水完全冷却后，灌入坛子内，然后加一两高粱酒，放青椒、生姜进去，2～3天后可注意仔细观察，看青椒周围是否有气泡形成，如果有气泡，就说明发酵正常，

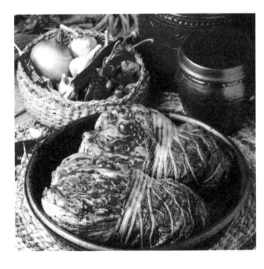

32

待青椒完全变黄后，再存放2～3天即可。

步骤二、腌制泡菜

1.将收拾干净的整颗白菜竖切两半或四等分，腌于盐水中；2.将萝卜切成细丝；3.牡蛎和海鲜用盐水洗净；4.萝卜丝里放入适量辣椒粉，将其搅拌；5.将各种调料（蒜、姜等）捣成泥状加入(4)里，加入适量鱼酱、盐、白糖调味拌匀；6.最后放入牡蛎拌匀（馅制作完）；7.将馅夹进腌好的白菜叶之间；8.从白菜芯开始抹馅，直到外层的叶子抹完；9.最后用最外层的叶片包住，把辣白菜整齐地浸进缸里，最上面用一层腌白菜叶轻压。不到一周的时间就可以吃了。

萝卜榨汁营养多

萝卜汁含有多种维生素及其他对人体有益的营养成分，可调合牛奶、果汁等，配制成牛奶萝卜饮料、萝卜果汁饮料等。

搭配误区：红白萝卜丝

将胡萝卜、白萝卜切成丝拌成凉菜，是营养搭配的误区。白萝卜主泻，胡萝卜为补，二者不宜同食。且胡萝卜含的抗坏血酸酶会破坏白萝卜的维生素C，使其营养价值降低。

若要同食时，应加些醋来调和，以利于营养吸收。

★白萝卜辛辣味较重，可先放入沸水中焯一下，捞起沥干水后再下锅烹煮，以除辛辣味。

食萝卜的禁忌

萝卜是凉性蔬菜，阴盛偏寒体质者、脾胃虚寒者不宜多食。患有胃及十二指肠溃疡、慢性胃炎、单纯甲状腺肿等的患者也要少食萝卜。

萝卜与某些食物同食易相克。

①人参、西洋参：易抵消补益作用。

②橘子：易患甲状腺肿大。

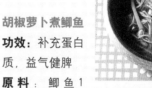

萝卜佳肴

胡椒萝卜煮鲫鱼

功效：补充蛋白质，益气健脾

原料：鲫鱼1条、白萝卜50克、草菇50克、荷兰芹50克、姜及料酒等调味品

萝卜炖腰酥

功效：温肾壮阳

原料：白萝卜500克、猪里脊肉250克、猪腰子350克、料酒及葱姜等调味料

萝卜杏仁煮牛肺

功效：清肺，降气，除痰

原料：白萝卜500克、杏仁15克、牛肺250克

淮山薏苡仁萝卜粥

功效：治胸闷恶心、眩晕

原料：白萝卜1000克、薏苡仁30克、淮山药20克、大米50克

山药萝卜粥

功效：健胃，调节气血

原料：粳米50克、山药300克、白萝卜半个、芹菜末少许

吃人参不如吃大蒜

俗语云"大蒜是个宝，常吃身体好"，大蒜以药用蔬菜闻名，常食大蒜能健康益寿，在冬天里吃人参还不如吃大蒜。

大蒜寻古

大蒜可谓菜中的舶来品，汉代张骞出使西域，从大宛国把大蒜带回国安家落户。因来自胡地，故有别称"葫蒜"，至今已有两千多年历史。

●巴比伦国以食蒜为荣

约5000年前，巴比伦国王嗜蒜如命，令臣民进贡大蒜，举国上下以食蒜为荣。

●金字塔的建设，大蒜也有功

4000多年前古埃及国王为造好"大金字塔"，让36万苦役食蒜，以此战胜重活和炎热天气所带来的痛苦。

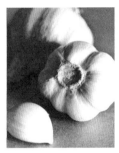

●埃及王墓中大蒜陪葬防腐

公元14世纪，在埃及国王卡门墓中发现大蒜陪葬物，证实古埃及人早懂得用蒜疗病、防腐。

吃人参不如吃大蒜

"大蒜制剂曾在全美保健品销售榜上排在人参、银杏叶制剂等10个品种中的第一位。"

中医里有一句话"正气存内，邪不可干"，意思就是说，当你的免疫力比较强的时候，不容易生病，邪气也不容易侵犯。人参之所以能补元气，消除疲劳，提高免疫力，与它含的微量元素锌、锗有关。但经过研究发现，大蒜中含这两种微量元素的量比人参还多。而且中外一些学者将大蒜和人参进行比较研究，发现蒜氨酸和大蒜的乙醇提取液的体外抗氧化活性甚至优于人参，有明显的延缓衰老作用。

名人论"蒜"

●印度医学的创始人查拉克说："大蒜除了讨厌的气味之外，其实际价值比黄金还高。"

●俄罗斯医学家称："大蒜是土里长出的盘尼西林（青霉素）。"

●明代医家李时珍著有《本草纲目》："胡蒜气味辛、温，入太阴、阳明，其气熏烈，能通五脏，达诸窍，去寒湿，辟邪恶，消肿瘤，化微积肉食，携之旅途，炎风瘴雨不能加，食偈腊毒不能害。"

●《名医别录》中张仲景曰："独子者入药尤佳。归经入脾、胃，下气，消谷，化肉。"

1.当之无愧抗癌之王

● 在美国国立癌症研究所选定的有抗癌作用的48种食物中，大蒜排在第一位。

● 有研究表明，一年吃1～5公斤蒜，或者每天5克，大约1～2瓣左右的蒜，比不吃蒜的人胃癌发病率小50%。

● 山东医学院：每年生吃大蒜3公斤以上的人与吃3公斤以下者相比，其胃癌发病率可降低1/7。

● 美国佛罗里达州研究人员发现，在服用1～4个蒜瓣的人体血液中存在的天然杀菌细胞的含量要比未食大蒜者大140～160倍。

大蒜堪称胃癌克星，吃了大蒜，能在胃内增强巨噬细胞的功能。大蒜有抗癌效果，主要是由于其含有丰富的微量元素硒和锗，尤其是锗元素，在所有植物中含量最高，它能分解癌细胞，阻止或减缓癌细胞的生长速度，增强人体的抗癌能力。此外，蒜中含有的硒对前列腺癌、大肠癌、肺癌、乳腺癌都有很好的抗癌效果。

2.大蒜能"壮阳"

对于中老年男性而言，多吃大蒜可以帮助男性提高性功能，起到与服用雄性激素药品类似的效果。

日本京都大学营养化学系岩井和夫教授说："吃蒜可以使雄性激素和其他激素的分泌变得旺盛，增加精子数，提高浓度。捣蒜时，产生硫化合物的成分硫酸盐，这种成分会刺激交感神经，增加睾酮的分泌量。"

有德国研究报告指出，每天至少要服

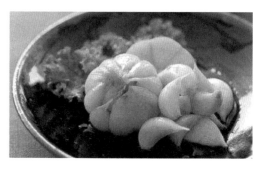

用5瓣大蒜或大蒜浓缩胶囊10粒，连续4周之后，才会出现明显的壮阳效果。

3.血管清道夫

大蒜能降低坏胆固醇LDL，提高好胆固醇HDL，防止血液黏稠，预防血栓。

血栓是心脏病发作和中风的重要病因，大蒜中有一种叫AJOENE的物质，它可以润滑血液中的血小板。而血小板越润滑，就越不容易凝结在一起形成血栓。

4.抗老作用是维E的2000倍

大蒜的抗氧化作用是维生素E的2000倍。这是因为大蒜中含有丰富的硒，它是中和活性酸的重要抗氧化酶谷胱甘肽过氧化酶的活性成分。

5.杀菌作用是青霉素的100倍

前苏联生物学家托金，做了著名的"托金实验"。将微量蒜泥放在一滴充满微生物的水滴边，一分钟后微生物全部死亡。这是因为含量仅占0.2%的大蒜油挥发到水滴中。实验证明：纯大蒜的杀菌作用是青霉素的100倍。对痢疾杆菌、大肠杆菌、伤寒杆菌、结核杆菌等病毒都能遇而杀之。

大蒜怎么吃才好？

大蒜酶被激活，才能使蒜素和硫化物发挥最大作用，但是加热时大蒜酶容易被破坏，营养易流失。

（一）捣碎后放置10分钟左右

宾夕法尼亚州和国家癌症学会的科学家们发现，大蒜的最佳食法是把大蒜切开压碎后，保证其与空气接触至少10至15分钟，然后再将它放入热锅烹调。这样可使大蒜中呛辣的物质与氧气结合形成化合物，这种化合物在高温下不会遭到破坏，才能有效发挥其抗癌作用。

（二）用油炒抑制气化

大蒜用油炒才能更有效地保护蒜的硫化物成分。蒜的味道越浓，代表蒜素越丰富，健康效果越好。用油炒过大蒜后，可以抑制蒜素和硫化物在空气中气化。

健康提示

生蒜的效果很好，但其刺激性的辣味有可能伤害胃肠。以营养学的观点来看，腌蒜的效果和生蒜差别不大，因此作为日常食用，腌蒜是不错的选择。腌制大蒜不宜时间过长，以免破坏其中的有效成分。在日本，也有在酸奶中加入黄瓜、大蒜，或者把弄碎的葱与酸奶、大蒜混合在一起的做法。因为乳制品也有缓和蒜的气味儿的效果。

哪种吃法营养价值最高

大蒜是人类日常生活中不可缺少的调料，在烹调鱼、肉、禽类和蔬菜时，有去腥增味的作用，特别是在凉拌菜中，既可增味，又可杀菌。

哪种烹饪方式最能体现大蒜的营养价值？

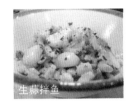
生蒜拌鱼

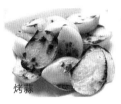
烤蒜

第1位　捣碎生蒜拌海带等冷菜
第2位　腌蒜
第3位　捣碎后添加于小炒中
第4位　整个大蒜一起入汤

每天3～5瓣最科学

大蒜要经常食用才有效果，每日可最多食用生的大蒜1个，加热过的2个，孩子以半量作为目标。不宜空腹食用或与蜂蜜同时服用。

生蒜的作用比熟蒜更强，但是生食过多大蒜，易动火，耗血，影响视力，引起胃肠功能失调。所以，阴虚火旺，患有胃炎、胃溃疡、十二指肠溃疡、肾炎、心脏病和便秘者不宜多吃。而且由于大蒜有较强的杀伤力，在杀死肠内致病菌的同时，也会把肠内的有益菌杀死，引起维生素B2缺乏症。此外，过食大蒜易患口角炎、舌炎、口唇炎等皮肤病。

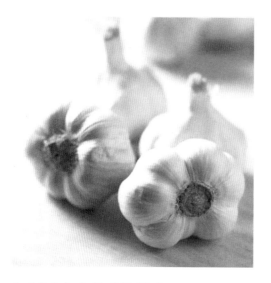

如何减少吃蒜后的异味

如果介意大蒜的异味，可将大蒜和肉类一起烹调，蒜素和蛋白质结合后，不那么容易挥发，气味会减少一些。另外，芹菜也有除臭效果，大蒜和它一起炒后，味道更好，还能抑制臭味。

吃完大蒜口气臭，嚼口香糖只是暂时去除了口气，打嗝时难闻的气味又会回来。不妨喝一杯牛奶，牛奶中的蛋白质会与大蒜发生反应，有效去除蒜味。

此外，还有一些简单易行的方法，也能减轻蒜味。譬如，吃了大蒜后，嚼一些花生仁、核桃仁、杏仁等蛋白质含量较高的食物。

大蒜的民间妙用

1.治疗脱发 如果总是掉头发，只要将大蒜切成两半后，将大蒜搓在掉头发处。

2.治疗腹泻 将大蒜剁碎，将其贴在肚脐眼上，可以治疗腹泻。

怎样剥大蒜最省力

将大蒜浸泡在温水中3～5分钟再剥；或是用微波炉加热15秒，这样剥起大蒜来就会方便很多。

大蒜的选购

大蒜要选购蒜头大、包衣紧、饱满而有光泽的。有芽长出来或是颜色变成茶色的大蒜要避免选购。

超实用的大蒜食疗妙方

1.祛痰止咳

生姜大蒜炖红糖，有祛痰止咳的功效。大蒜和红糖各取10克以及生姜两片，加入清水半碗，隔水炖熟，去渣即可饮用。一天内分2～3次服完。

2.降血压

大蒜粥能暖脾胃、降血压。大蒜30克，粳米2两，将大蒜去皮后放入沸水中煮1分钟后捞出，取粳米2两放入煮蒜的水中煮成稀粥，再将大蒜重新放入粥内一同煮。

3.消除关节肿痛

大蒜有消炎散肿的奇效。用白棉布在膝盖上缠两层，然后取3～4颗大蒜，捣成泥敷在布上，再用塑料薄膜包扎起来，敷2～3小时取下，用干净棉布把双膝裹起来。

4.治肾虚、腰膝冷痛

大蒜和羊肉同食能够治疗肾虚，腰膝冷痛。取去皮大蒜50克，羊肉200克切块，加入清水用文火炖熟，加食盐调味食用。

5.治支气管炎

取大蒜200克、醋200毫升、红糖80克。将大蒜头去皮捣碎，泡入糖醋中1星期即可饮用。每日服3次，每次1汤匙。

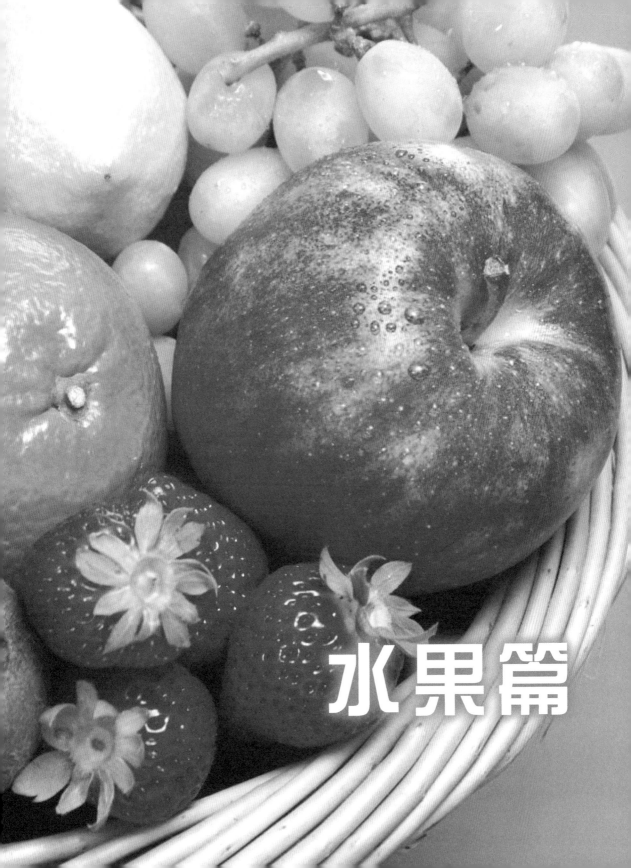

水果篇

浑身都是宝的猕猴桃

世界营养协会曾在包括苹果、香蕉等最畅销的26种水果中作过一番调查，发现猕猴桃的营养价值远远超过了其他各类水果，堪称"营养金矿"，可谓浑身都是宝。

奇异果的身世

本名"猕猴桃"的奇异果，祖籍在中国。明代医学家李时珍在《本草纲目》里这样描述它："其形如梨，其色如桃，而猕猴喜食，故有诸名。"并指出了猕猴桃的食用价值：具有消暑解渴、帮助消化的功效。

19世纪，这颗其貌不扬的水果首先被引入英国栽种，之后传入美国、法国，但真正把这颗奇异的水果发扬光大的国家却是新西兰。

1904年，一位新西兰女教师伊莎贝尔无心插柳，将猕猴桃种子带回家乡，由于绝佳的气候条件、良好的水质和适宜的土壤环境，中国的猕猴桃自此变身为新西兰"国果"奇异果而闻名世界。

> **Q："去年查出得了糖尿病，吓得我水果都不敢吃了，听说猕猴桃糖尿病人也能吃，是真的吗？"** （读者 黄玉）
>
> A：猕猴桃是少数适合糖尿病人吃的水果，因为它含的肌醇有助改善糖尿病相关的神经病变，膳食纤维有助于降低胆固醇和甘油三脂，因此对糖尿病人来说可放心食用，但一天建议最多吃两个。

营养最丰富、最全面的水果

据美国新泽西州立格斯大学食品研究中心测试，猕猴桃是各种水果中营养成分最丰富、最全面的水果。一天两颗猕猴桃，便可满足一天所需三分之一的营养素。猕猴桃超高的维生素C含量比柑橘、苹果等水果高几倍甚至几十倍，丰富的纤维素比香蕉多1.5倍，同时还含大量糖、蛋白质、氨基酸等多种有机物和人体必需的矿物质，为名副其实的"水果之王"。

猕猴桃 16
木瓜 14　哈密瓜 13　草莓 12
芒果 11　橘子 11　柠檬 11

药用价值极高

猕猴桃还有极高的药用价值，可调节肠胃，强壮骨骼，稳定情绪，强化人的免疫系统，并有一定的抗癌功效。猕猴桃所含有的天然色素"黄体素"还可以有效地预防白内障等老年性眼部疾病，改善视力减退。中国台北医科大学保健营养学系专

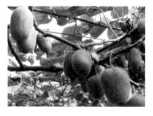

家说："我一直坚持睡前吃两个猕猴桃，这么多年，我一直拥有甜美的睡眠。"

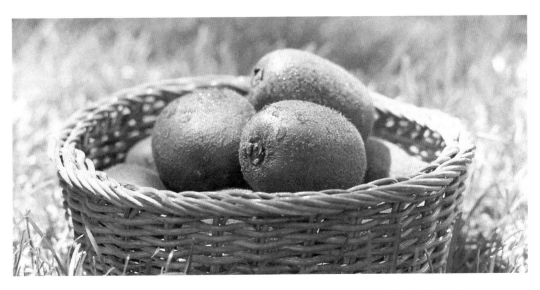

猕猴桃击退了我的感冒

热心读者周女士支招用猕猴桃治感冒的生活小经验，她说："这次的感冒来势汹汹，伴随着发烧，折腾我好长一段时间了，一大堆药吃下去，就是不管用，老伴给我买了泡腾片，说感冒了吃这个比吃药还灵。可是眼瞅着泡腾片也吃见了底，感冒依旧没有好转之迹。听说猕猴桃对付感冒很有效，我便坚持每天吃两个，没想到两三天工夫，感冒就开始好转起来。如果你也感冒，不妨试试，每天两个猕猴桃，少吃了效果不明显，多吃了营养也吸收不了。"

猕猴桃与其他水果的营养价值比较

营养素/100g	猕猴桃	橙子	葡萄	香蕉
维生素	87mg	28mg	4mg	10mg
膳食纤维	2.4g	2.3g	0.6g	1.6g
钾	290mg	120mg	120mg	290mg
钙	26mg	32mg	4mg	5mg

可以喝的猕猴桃

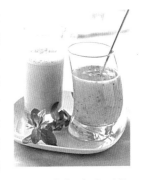

如果你不满意于绿色猕猴桃略酸的口感，又苦恼于错过了黄金猕猴桃的时令，不妨试着自制营养又美味的猕猴桃汁吧。将削去果皮的猕猴桃和水、蜂蜜一同放入果汁机中打成小颗粒状，即可饮用。

猕猴桃还可以与其他水果一起，制成营养更为丰富的综合果汁，猕猴桃凤梨苹果汁就是其中一款。将准备好的2个猕猴桃、半个凤梨和1个苹果洗净、去皮、切块，放入榨汁机中，然后加入适量水和蜂蜜榨成汁就可以饮用了。三种水果都含有丰富的维生素C和纤维质，可以帮助清除体内废物与毒素，有效提升人体免疫力。

精挑细选

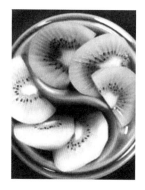

市场上可以购买到的猕猴桃主要有绿色猕猴桃和黄金猕猴桃两种。

黄金猕猴桃不但完全保留了绿色猕猴桃的丰富营养，更增添了哈密瓜、水蜜桃、柑橘等热带水果香甜多汁的口感。

在挑选猕猴桃时，要注意果实表面绒毛须整齐、完整无外伤、外皮有光泽且无斑点、蒂头要色泽鲜嫩、手感柔软，果实用手拿捏时稍具弹性，这样的猕猴桃便是上品。

餐桌上的猕猴桃

水果做菜已经不是什么新鲜事了，可你见过猕猴桃上桌么？猕猴桃内含一种酶，可以将肉类变嫩，炒肉时可以加点猕猴桃汁，煮肉时放几片猕猴桃肉，就可以做出嫩滑鲜美的肉食。

除了辅料，猕猴桃常常是菜肴中的主角：将绿猕猴桃与鸡胸肉、红椒、葱条一起翻炒，就是一款美味的猕猴桃鸡柳盒。

另外，将猕猴桃去皮，切成适当长度的条状，再将猕猴桃以培根包卷好，用牙签固定，放入烤箱烤熟，也可成就色香味俱全的奇异培根卷。

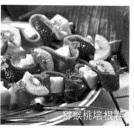

猕猴桃培根卷

猕猴桃这样吃才科学

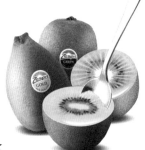

猕猴桃最常见的吃法是将果实从中间一切为二，然后用小勺挖其果肉。也可以去皮后，切片装盘，用果叉食用。当然去皮后直接食用不失为一种最便捷的吃法。食用前用少许盐搓洗，可以轻松地除去猕猴桃表面绒毛上沾染的细菌。

饭前饭后1～3小时内食用，是人体吸收猕猴桃养分的最佳时机。

合理保存：

买回的猕猴桃放置于阴凉室温下保存即可，已经成熟的猕猴桃在冰箱中冷藏则可保存2～3周，一旦从冰箱中取出，最好在2～3天内食用完毕。

若果身摸起来仍然硬实，可以和苹果、香蕉一起放在塑料袋中催熟，或是放在室温下2～3天追熟。

食用禁忌：

●猕猴桃属寒性水果，容易造成腹泻，凡是肠胃虚寒、严重贫血、经常腹泻的人都不宜多食。

●猕猴桃含钾量高，因此肾功能衰退者也不宜进食。

●由于猕猴桃中维生素C含量颇高，易与奶制品中的蛋白质凝结成块，影响胃肠的消化吸收，因此食用猕猴桃后别马上喝牛奶或吃其他乳制品。

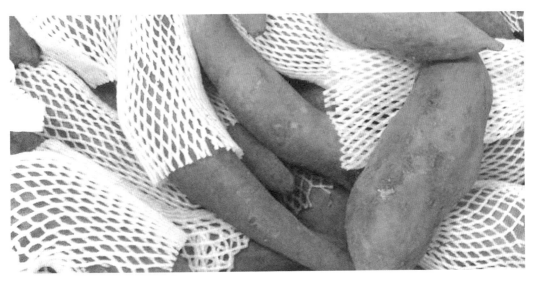

雪莲果
糖尿病人可放心吃的水果

　　最近市场上经常出现一种叫"雪莲果"的水果，虽然名为雪莲果，但其实它与雪莲并没有什么亲缘关系。雪莲果的外形像红薯，口感却像水梨，果肉脆嫩多汁，清甜爽口，不含淀粉，和红薯完全不一样。

　　目前，这种看起来像蔬菜的雪莲果，已经成为都市人果篮中的新宠，越来越多的人们开始尝试这种新鲜而又神奇的水果。

风靡世界的雪莲果

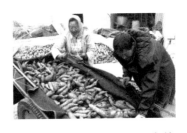

　　雪莲果是一种非常奇特的水果，只能长在高山上边，它的老家在南美洲的安第斯山脉，是印第安人的食品。由于生命力十分旺盛，有很多奇特的功效，被称为"亚贡"，也就是"神果"，日本人说它是"奇迹般的健康植物"。

　　可口美味的雪莲果因其丰富的营养以及极受现代人青睐的药理作用风行欧美、日本等发达国家。我们平日购买的雪莲果主要产自云南，因为产地近，产量丰，我国果市上的雪莲果的价格自然也很亲民，每斤3～5元不等。

42

雪莲果是糖尿病人的福音

糖尿病人也可以吃的水果：患上糖尿病后，我都不太敢吃水果了，医生告诉我雪莲果这种水果含丰富的带有甜味的果寡糖，人体内没有酶可以水解这种碳水化合物，因此难以被人体吸收，我们这些糖尿病患者也可以放心食用它。　　（刘先生 56岁）

雪莲果治好了我的便秘：我内火旺盛，时常受便秘困扰着，在日本定居的女儿向我推荐了雪莲果，说吃它能调理肠胃、清肠解毒。我和老伴抱着试试看的心情吃了一个，作用果真立竿见影。（陈女士 60岁）

给初食者的建议：

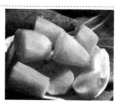

雪莲果这种产自我国西南地区的水果，虽然各地都有售卖，但还是有很多人并未食用过。

对于初食者而言，第一次最好选择在白天少量品尝，一次吃1/4个为宜，之后再依据个人反应确定食用量。

Q：我食用雪莲果之后经常会出现胀气、腹泻等症状，肠胃总是感觉不适，是不是不适合吃雪莲果？

A：你所说的这些症状是食用雪莲果的正常反应，雪莲果中所含有的特殊物质正在调整肠道菌群，只要减少食用量或停止食用之后，很快就会恢复正常，就不必担心。鉴于你的这些症状，建议你每次食用时注意减少食用量，这样可以减轻你的不适反应。

雪莲果的神奇功效

帮助消化：雪莲果富含水溶性膳食纤维和果寡糖（所有植物中它的含量最高），可清除由食物带入人体内的环境污染物，调理和改善消化系统的不良状况，是胃肠的清道夫和保护神。

抗击衰老：雪莲果能够消除自由基，抗氧化，是养颜美容的天然保健品。同时还具有清肝解毒、清火降火的功效。

提高免疫：雪莲果含20多种人体必须的氨基酸和钙、铁、钾、硒等矿物质及微量元素，经常食用可提高人体的免疫力。

强身健体：雪莲果是男性壮阳、增强性功能的天然补药。

藏在叶子里的大功效

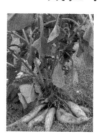

其实，雪莲果真正营养药用的功能藏在它的叶子里，古印加人就十分推崇雪莲果的叶子，并习惯于把它的叶子当成药茶饮用。研究测定发现，雪莲果叶子当中含有相当多的矿物质，特别是钾和钙，还有维生素C、维生素B2、胡萝卜素以及菊糖，特别是它叶子中还富含类胰岛素物质，能帮助人体控制血糖，降低血胆固醇和甘油三脂。

小贴士：雪莲果中含有的糖分主要是寡糖，日本有研究并发现，每天服用3～6克的果寡糖，3周之内，人的粪便中有毒致癌化合物的含量可减少40%以上。

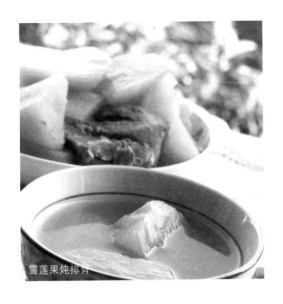
雪莲果炖排骨

果实巧烹饪，美味大不同

雪莲果的果肉吃起来口感很像雪梨，皮薄汁多、晶莹剔透、香甜脆爽。它可是真正出得了厅堂、下得了厨房的水果，不仅生食美味，还能炖肉、煲汤，加工成果茶或做成糕点，也别有一番风味。

● **雪莲果炒肉丝**

经过翻炒的雪莲果甜味更加纯粹，连带着肉丝也似乎有了那么一点甜蜜的滋味，配上一碗白米饭，很开胃。

● **雪莲果炖排骨**

初春时节适宜清补，例如在排骨汤里放入几块雪莲果一起炖煮，汤会更加香浓可口，还可以起到开胃健脾的功效。

● **雪莲果小甜饼**

将雪莲果切碎后做成甜饼，因为它本身具有甜味，所以不必再另加砂糖调味，便可成为一道可口的品茶小点。

好喝又简易的雪莲果汁

作为一种水果，雪莲果的味道比较淡，有点像荸荠和莲藕，虽然不像苹果、橘子那样招人喜爱，但是如果把它榨成汁喝，味道立刻就大不一样了。

鲜榨的雪莲果汁清凉甘甜，甚至可与甘蔗汁媲美，可以单独喝，也可以和苹果汁、雪梨汁混搭着喝。适量饮用雪莲果汁有清热去火、降脂通便的功效。

> **小贴士**：榨汁后的雪莲果汁很快就会氧化，变黑，最好很快将它喝完。

> 🚫 **食用禁忌**
> 雪莲果不宜与牛奶、鸡蛋等高蛋白食品同时食用，否则不利于蛋白质的消化吸收从而引起腹泻、低蛋白血症。

教你挑选雪莲果

一定要挑选做了避光措施的雪莲果购买。不做避光处理的雪莲果，持续6天，营养将损失50%以上。

购买此类根状水果时，最好选择表面平滑，表皮有光泽，无磕碰或裂节、发芽、坑洼的；另外，体积相对较小的雪莲果一般水分含量比较足。

优质雪莲果果肉金黄，晶莹剔透，而使用化肥、激素的果肉呈白色或淡黄色，甜度较低。

如何存放雪莲果

雪莲果购买后不用清洗，直接用保鲜膜包裹好放在2～9℃的冰箱里冷藏即可。

樱桃上市好时节 吃它耳聪目更明

春末夏初吃什么？樱桃上市味道佳，女人吃它悦颜色，老人吃它耳聪目更明。

春末夏初，是樱桃上市的好季节

吃水果最好吃应季的，应季的水果不仅口感佳，营养也更为丰富。

在春末夏初这个季节里，苹果、梨大都是去年采摘上市的，瓜、桃、杏、草莓、葡萄等水果也还要再等上一段时间才能成熟上市。可以说，樱桃是赶了这个时令空子，此时只有它是新鲜度、营养成分达到最高的水果。

樱桃的营养价值

1. 补铁：在所有水果中，樱桃的含铁量最高，是草莓的6倍、红枣的10倍，比苹果、生梨等水果更高出20倍。常食樱桃可补充体内对铁元素量的需求，促进血红蛋白再生，既可以防治缺铁性贫血，又可以增强体质，健脑益智。

对于老年朋友而言，常食樱桃补充铁质，可补虚养血，预防延缓耳鸣耳聋，眼睛也能更明亮。

2. 抗衰老：樱桃除了含有丰富的维生素，还含有花青素、红色素等多种生物素（花青素的自由基清除能力是维生素E的50倍、维生素C的20倍），是天然的抗衰老药。常食樱桃可保护人体免受自由基的侵害，有助于预防多种与自由基有关的疾病，如癌症、心脏病、过早衰老和关节炎等。

3. 护心：樱桃属于深色水果，具有很强的抗氧化功效，对预防心脏病大有益处。

4. 祛风湿：樱桃可助抗炎，据科学家研究报道，酸樱桃萃取物的抗炎效果是阿司匹林的10倍，关节炎患者每天饮用2勺樱桃汁就可以减轻炎症反应。

5. 排毒：樱桃的果肉有排毒的功效，对肾脏的排毒也有帮助。

6. 美容：《名医别录》中记有：吃樱桃，令人好颜色，美志。这是因为樱桃的铁含量高，常食可提高血红蛋白含量，让人面色红润；此外，它还含有丰富的维生素A、维生素C，具有延缓衰老、活化细胞、美白肌肤的功效。

坚持用樱桃汁涂擦面部和皱纹处，能令面部皮肤嫩白红润。

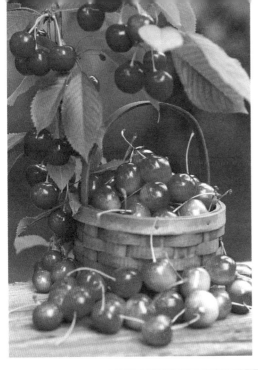

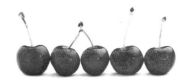

吃樱桃，品佳诗

● 懿夫樱桃之为树，先百果而含荣，既离离而春就，乍苒苒而东迎。

后梁·宣帝《樱桃赋》

● 独绕樱桃树，酒醒喉肺干。莫除枝上露，从向口中传。　宋·苏轼《樱桃》

● 为花结实自殊常，摘下盘中颗颗香。味重不容轻众口，独于寝庙荐先尝。

宋·朱淑真《樱桃》

樱桃的多样吃法

泡酒、制酱、榨汁：

将樱桃泡成酒、榨成汁抑或是制成酱食用，对风湿及腰膝酸痛有一定疗效。

● **樱桃酒——**
祛风胜湿，活血止痛

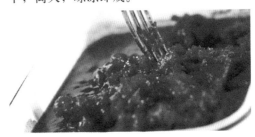

材料：鲜樱桃500克、米酒1000毫升

做法：

1.将樱桃用水洗净，擦去水分。去蒂后，在樱桃表面用小刀轻轻划上数刀。

2.取柠檬去皮，对半切。

3.放入瓶中，加米酒浸泡，密封。置于暗处存放，否则红色会退色。

4.每2～3日搅动1次，15～20天便能喝。放置一年以上味道更好。

饮用方法：每日早晚各饮50毫升（含樱桃8～10枚）。

● **樱桃酱——调中益气，生津止渴**

材料：樱桃1000克、白砂糖及柠檬汁适量

做法：

1.将樱桃洗净后，分别在每个樱桃上切一小口，剥去皮，去籽。

2.将果肉和砂糖一起放入锅内，用旺火将其煮沸后转中火煮，撇去浮沫，再煮。

3.煮至黏稠状时，加入柠檬汁，再略煮一下，离火，晾凉即成。

● 樱桃汁

材料：樱桃（用葡萄酒预先腌制）250克、酸奶450毫升、蜂蜜适量

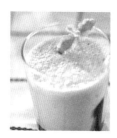

做法：1.将樱桃预先用葡萄酒腌制。

2.将腌好的樱桃（连同汁水）、酸奶及蜂蜜倒入搅拌器中搅拌。

> **生食：盐水清洗**
>
> 　　樱桃要连皮一起吃，因此清洗时需仔细一点，可在盆中放一些淡盐水，将樱桃浸泡到水中，这样更容易去除杂质和寄生虫。
>
> **禁忌**：樱桃性温热，热性病及虚热咳嗽者不宜过多食用，否则会加重病情。

色拉：

● 樱桃的泰式色拉

材料：樱桃150克、芒果100克、青木瓜50克、柚肉100克、紫甘蓝50克、生菜50克、甜虾10只、鱼露10毫升

制作调味汁：水100毫升、泰椒2只、青柠檬1只、苹果汁少许

做法：1.先将樱桃对半切；芒果切成丁状。2.紫甘蓝、生菜切成条状；甜虾去壳，洗净待用。3.制作泰式调味汁，将全部材料和调味汁一起搅拌均匀即可。

樱桃入菜：

● 樱桃蟹柳

材料：龙眼50克、樱桃50克、蟹柳50克、鸡蛋4个、盐及鸡精少许

做法：1.龙眼去皮取肉，一分为二；用开

水焯一下蟹柳；鸡蛋取蛋白，加龙眼肉、樱桃和盐，打至起泡。2.起油锅，爆炒3分钟左右。

● 樱桃哈密炒元贝

材料：樱桃150克、哈密瓜30克、鲜芦笋30克、鲜百合30克、元贝150克、姜葱适量

做法：1.樱桃洗净待用，哈密瓜取肉切成条状。2.将元贝过油，芦笋、鲜百合氽水待用。3.煸香姜、葱，入食材混炒至香，加盐与味精调味，勾薄芡后盛盘。

● 蜜汁樱桃排骨

材料：猪脊骨150克、樱桃50克

调味料：蜂蜜、葱姜、花椒、大料、小茴香、盐、糖、胡椒粉

做法：1.脊骨焯水后，冲净待用。2.起油锅，煸香葱姜段，放入花椒、大料、小茴香，将脊骨倒入锅中，烹入白酒，加水烧开后，小火煨1小时。放入盐、糖、胡椒粉调味。3.放入樱桃，煮约1分钟后盛盘，吃前淋上少许蜂蜜即可。

甜品：

● 樱桃蛋挞

挞皮材料：黄油90克、糖60克、蛋黄3个、小麦粉150克

蛋挞液材料：蛋黄4个、糖40克、面粉5克、奶油30克、牛奶30克、樱桃200克

做法：1.在黄油中，按顺序混入糖、蛋黄，搅匀后，加入到小麦粉中，开始揉面。完成后，包上保鲜膜，放在冰箱里冷藏1小时，使面团松软。

2.从冰箱中取出，在面粉中沾一下，然后

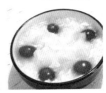

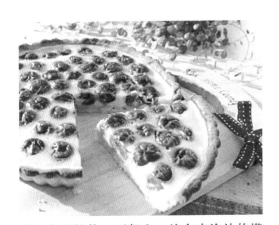

将沾有面粉的一面朝上，放在未涂油的塔模里。用两个大拇指将其捏成塔模形状。

3.烤箱预热20分钟，温度180℃左右。

4.制作蛋挞液：将蛋黄、小麦粉、奶油、牛奶、糖置于容器中，搅拌均匀，最后加入樱桃。最后将蛋塔液浇入模中。置于烤箱内，烤制15分钟即可。

● **樱桃、饼干的甜点**

材料：樱桃120～150克、芝士150克、酸味奶油90克、蜂蜜1大匙、薄荷叶适量、饼干少许、葡萄酒适量

做法：1.用葡萄酒腌制樱桃，捣碎成酱。

2.将芝士、酸味奶油、蜂蜜混合，放入搅拌机搅拌。3.倒入用葡萄酒腌制的樱桃酱，混合搅匀。4.放入薄荷叶和饼干。

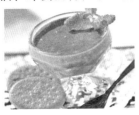

● **香蕉樱桃果冻**

材料：香蕉1根、低脂鲜奶400毫升、蜂蜜1大匙、樱桃5个、啫哩粉

做法：1.香蕉去皮切块，樱桃洗净去蒂，放入榨汁机中，添加鲜奶搅打均匀。

2.啫哩粉中添加少许冷水，与蜂蜜调匀，倒入之前拌匀的果汁中。然后倒入模具内，放入冰箱冷藏凝固。

养生食法：

● **银耳樱桃粥——**

　　补气养血、美容养颜

材料：水发银耳50克、樱桃30～50克、粳米50克、糖桂花及冰糖各适量

做法：1.先将粳米煮粥，粥熟后，加入冰糖、银耳，煮10分钟。2.再入樱桃、糖桂花，小火焖20分钟即可。

● **阿胶樱桃炖冰糖——**

　　滋阴补血，明心强智

材料：阿胶50克、核桃肉100克、芝麻50克、大枣4粒、冰糖适量

做法：1.阿胶用冷开水浸软（2小时），切薄片备用。2.核桃肉、大枣洗净备用；芝麻炒香备用。3.将所有食材放入炖盅，注入适量水，炖4小时。

樱桃的挑选：

　　人们在市场上可以买到的樱桃主要有两种，从大小和颜色上可以区分出。大一点的，大多是从国外引进的品种；小一点的大多是国内种植的，这两种从营养上来说区分不大。

　　樱桃的颜色有红得发紫的，有鲜红如玛瑙的，也有红里透黄的。一般来说，颜色越深的营养越高，口感也是颜色深一点的更甜一些，颜色浅一点的酸味多一些。

变着花样吃香蕉

香蕉被人称为"智慧之果"、"快乐之果"，它含有维生素B群、维生素C，以及钾、镁、钙等丰富的矿物质。不仅口感佳，而且能提供身体必需的营养，并能充分被吸收，是有利于健康和瘦身的理想水果。

别小看了香蕉：

体力充电器：香蕉含有三种糖分：蔗糖、果糖及葡萄糖，可迅速被人体吸收，快速补充能量。除此之外，香蕉中富含的镁还让它具有消除疲劳的功效。

降压，防中风：香蕉钾含量高达472毫克，是水果中最高的。钾有调节血压和心脏的功能，对预防心脏病及中风有很大帮助。长期服用降压药的病人，出现低钾的可能性较高。每天吃2根香蕉作为辅助性食品，可以降低对降血压药物的需求量，减少长期服用降压药对身体带来的副作用，还可以预防动脉粥样硬化及冠心病。

快乐来报到：香蕉含有一种能帮助大脑产生5-羟色胺的物质，这种物质不但能让人愉悦，还可以帮助狂躁不安、抑郁或是烦躁者抵抗忧郁，驱散悲观和烦躁。

消除便秘：香蕉含有丰富的食物纤维和糖分，每100克包含约2克的食物纤维，约是苹果的1.3倍，有润肠通便的作用。而且香蕉含有的低聚糖和纤维，不为胃和小肠吸收，而是直接传送到大肠，成为肠内有益菌的养料，有助于调节肠内环境正常化，维持肠道健康。

缓解更年期综合征：香蕉中含有丰富的维生素B6，可控制血液中的葡萄糖水平，对于有浮肿、血压高、头昏、心慌、失眠等大脑皮层和植物神经功能紊乱现象的更年期妇女而言，更有缓解病症的作用。

1 天热了，吃香蕉能解乏防虚脱

钾元素是人体不可缺少的微量元素，夏季人体大量出汗，易致钾流失，缺钾容易导致体力和精力的下降，耐热能力降低，如果你想拥有一个活力十足的夏天，不妨每天早上，或是出门前吃根香蕉，就能缓解或避免这种现象。

2 夏日瘦身 香蕉来帮忙

香蕉的热量非常低，一根香蕉只有90卡路里，相当于半碗饭，曲奇的1/3，是既能补充体力又减脂的健康美食。

更神奇的是，未成熟的青香蕉还含有"血清素"，一种可作为淀粉酶抑制剂使用的物质，它会阻断淀粉酶转化为单糖，对减肥大有帮助。

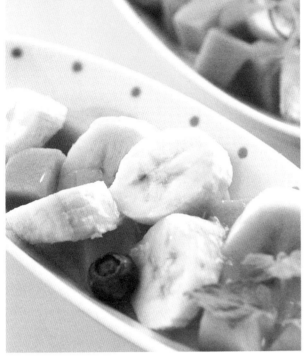

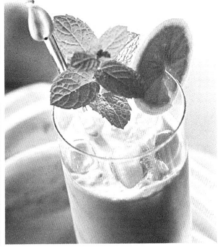

哪些人不适合多吃香蕉？

香蕉性寒，脾胃虚寒或是胃肠不适者切勿过食，以免引起腹泻。

肾病患者如慢、急性肾炎不宜多吃香蕉，因为香蕉所含丰富的钾会加重肾脏负担。

香蕉＋柠檬／橙子＝消除疲劳

橙汁和柠檬中包含柠檬酸，与香蕉一起，既能补充活动所需的能源，同时也能消除疲劳。

吃香蕉可以帮助戒烟

香蕉中含有的维生素B_6、维生素B_{12}，以及矿物质钾和镁，可以帮助机体对抗戒除尼古丁之后的戒烟反应。

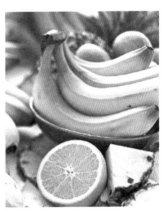

生活提醒

空腹别吃香蕉

空腹吃香蕉会促进血液循环，提高血液中钾和镁的含量，增加心脏负担，易致心肌梗塞。一般来说选择在饭后或不是饥饿状态时吃香蕉最为适宜。

生香蕉会让你更加便秘

生的香蕉中含有大量的鞣酸，鞣酸具有非常强的收敛作用，可以将粪便结成干硬的粪便，造成便秘。如果要解决便秘问题，记住要吃熟香蕉才有效。

香蕉的食疗

痔疮及便血→烤香蕉

解酒醒脑→香蕉奶昔

消化不良→香蕉小米粥

慢性胃炎→香蕉红枣栗米粥

便秘→脆皮香蕉

脂肪肝→香蕉玉米须饮

中暑→香蕉生地饮

更年期综合征→香蕉百合银耳羹

男性精力→香蕉炒洋葱

50

香蕉+酸奶=天仙配

　　酸奶不含有膳食纤维和维生素C，而香蕉却有；香蕉中不含维生素A和D，蛋白质和维生素B2也极低，但酸奶中这些营养素很丰富。二者搭档，营养互补。

香蕉的时尚新吃法

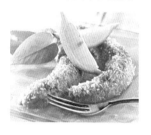

　　除了生食及上述介绍的三种吃法，你是不是尝试过其他更美味又健康的时尚吃法：

1.香蕉沾淡盐水冰冻着吃，味道意外的好。2.脆皮香蕉。香蕉连皮切片，裹鸡蛋、面粉油炸，油炸后的蕉皮和蕉肉脆香可口。3.将香蕉肉捣成泥状，入冰淇淋中冰冻后吃。4.将香蕉肉作为馅料，包成汤圆煮着吃或是煮熟后捞出，冷水冷却后做成糯米糍吃。5.将香蕉皮切成丝状，加醋浸泡后拌凉瓜。

香蕉皮的妙用

●**巧治手足皲裂**。手足因寒冷出现皲裂现象，可用香蕉皮内面擦拭患处，连续几天后，可使皮肤滑润起来。

●**巧擦皮沙发和皮鞋**。用香蕉皮的内侧擦拭沙发的皮面，能消除污垢，保持皮沙发的清洁。用香蕉皮擦皮鞋，更可使鞋面洁净、光亮。

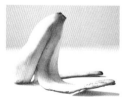

香蕉可以这样吃

1.冻香蕉：香蕉经冰冻后，多酚量增加，并除去了多余的活性酸素，口感也很好。

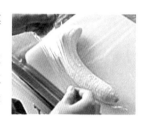

　　吃之前用保鲜膜包裹好，放入冰箱；待数小时后取出，吃时切成片，淋上巧克力酱，口感和冰淇淋极为相似。

2.烤香蕉：香蕉加热后甜味增加，变得更加美味。

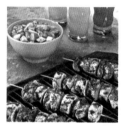

　　虽然经过加热，但提高免疫力的功效并未因此受到影响。

3.烘香蕉：香蕉烘干后，矿物质和食物纤维大幅度增加。但因为水分蒸发，导致维生素C丢失。

"香蕉之国"的奇特风俗

　　东非的乌干达素有"香蕉之国"的美称。当地有一风俗，客人光临，先敬一杯鲜的香蕉汁，再献上一碟流着糖胶的烤香蕉，然后是营养丰富、香气怡人的香蕉饭（先将香蕉去皮稍蒸，再捣成蕉泥，拌以红豆汁、花生酱、红烧鸡块、咖喱牛肉）。吃完香蕉饭，主人又请客人到酒坛旁边，递给一根一米长的草管，坐而对吮由香蕉和高粱面掺合发酵制成的香蕉啤酒，这酒味道醇厚，解暑健胃。

香蕉的另类饮食法

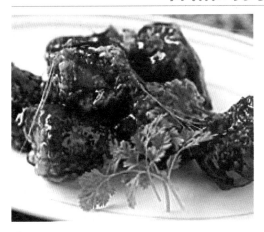

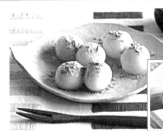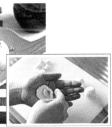

1 拔丝糯米香蕉

【点评】糯米、糙米与香蕉的组合，颜色金黄，脆软香甜。粗粮和香蕉不仅含有丰富碳水化合物、食物纤维，能够饱腹，补充日常活动所需的能量，还能预防便秘。

【做法】1.在保鲜膜上，将煮熟的糯米与糙米混合物摊平，香蕉置于中心位置，像卷寿司一样，慢慢卷起来，并切成小段。

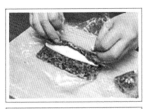

2.加热油锅，用勺慢慢搅动溶化的糖，熬至糖浆呈浅黄色，能抽出糖丝。

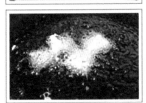

3.倒入香蕉块，快速翻动，使糖浆均匀地裹于香蕉段上。

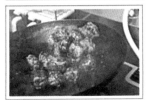

2 香蕉糯米糍

【点评】做法很简单，糯米粉加上少许砂糖，用温水和成团状，将香蕉切成丁状，包入其中做馅，搓成一口大的球状。下热水煮至浮出水面后，取出过冷水冷却。根据自己喜好的口味，可在圆子上撒上黄豆粉或抹茶粉。吃的时候，如果能蘸着红糖熬成的蜜汁一起吃，更加美味。

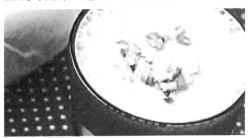

3 果仁香蕉牛乳

【点评】5分钟就能完成。牛奶也可用酸奶替代，这样对健康更有益，味道也很好。

【材料】香蕉2个，牛奶150毫升，冰块4块，榛子、果子露一大匙，杏仁薄片适量。

【做法】1.香蕉剥皮，取筋，切成圆片。2.把牛奶、冰、榛子及果子露放入搅拌机，混合。3.将搅拌好的饮料倒入杯中，点缀杏仁薄片。

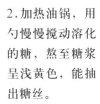

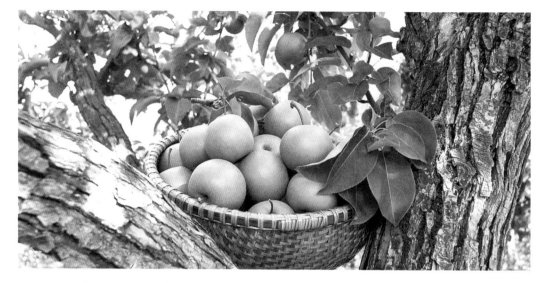

风高物燥吃秋梨

秋天到了，天气变干燥，你是不是也觉得有些咽干鼻燥、唇干口渴、咳嗽无痰、皮肤干涩呢？多多吃梨吧，不仅对上述秋燥症状有很好的改善作用，还有降低血压、保肝助消化的作用。而且秋季正是梨最细甜多汁、物美价廉的时候。

梨的营养价值

梨的营养价值较高，除含有80%以上水分，还含有蛋白质、脂肪、碳水化合物、钙、磷、铁、胡萝卜素、硫胺素、核黄素、尼克酸、抗坏血酸等众多营养元素，特别是其含有的天门冬素，对人体健康和肾脏保健有特殊功效。

梨的食疗功效

梨除有降火清喉、润泽嗓子的功效外，中老年人多吃它，更有帮助净化人体器官、储存钙质、强健骨骼的作用。

肝炎或是肝硬化病人吃梨能起到保肝、帮助消化的作用。

一颗荔枝三把火，日食斤梨不为多

秋令时节，人易患秋燥症，每日食梨两个，可以缓和秋燥。

吃梨时，最好连皮吃，因为梨皮的润肺止咳作用最好。

吃梨降压保心

高血压病人出现心胸烦闷、昏晕的时候，心脏病人出现心悸怔忡的时候，梨可以作为很好的辅助治疗果品。

用鸭梨1个、西红柿1个，剥去外皮，放在锅内煮熟，每天吃1次，连吃20天，可滋阴清热，有防治早期高血压的作用。

唐武宗与秋梨膏

相传，唐武宗李炎有一次患病，感到口焦心燥，服食许多药物均不见效。后来，有位道士用梨汁和蜜糖熬成"秋梨膏"给他服食，果然灵验有效，他很快就病愈了。

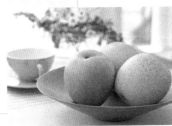

水果养生诀
生梨饭后化痰好，
苹果止泻营养高。
柑橘消食化痰好，
葡萄悦色人不老。
香蕉含钾解胃火，
润肺乌发吃核桃。
生津安神数乌梅，
健胃补脾吃红枣。

不同部位的功效

部位	功　效
梨果	生津、润燥、清热、化痰
梨果皮	清心、润肺、降火、生津、滋肾、补阴
梨籽	含有木质素，可降低胆固醇，预防骨质疏松

梨的挑选

梨有两种：一种是"雄梨"，肉质粗硬，水分较少，甜性也较差；另一种是"雌梨"，肉嫩，甜脆，水分多。

购买梨时可从外形上来区别雄雌。雄梨外形上小下大，像个馒头，花脐处有两个凸凹形，外表没有锈斑。雌梨的外形近似等腰三角形，上小下大，花脐处只有一个很深且带有锈斑的凹形坑。花脐处凹坑深的，比花脐处凹坑浅的质量要好。

梨的食疗方

感冒	葱姜梨蛋方
急性支气管炎	川贝蒸梨
慢性支气管炎	萝卜梨饮
	蜂蜜炖梨
	枇杷叶炖梨
肺炎	雪梨鲜藕汁
	雪梨银耳川贝饮
慢性胃炎	胡椒炖梨
	丁香蒸梨
	山楂雪梨丝
高血压	芹菜拌梨片
贫血	雪梨番茄汁
骨质疏松	秋梨猕猴桃果汁
	梨子烧牛肉
补肺	红酒烩梨
	雪梨川贝炖猪肺

"生者清六腑之热，熟者滋五脏之阴"

生食　生食梨能解除上呼吸道感染患者所出现的咽喉干、痒、痛、声音嘶哑，以及便秘尿赤等症状。

熟食　熟食梨有助于肾脏排泄尿酸和预防痛风、风湿病和关节炎，具有润燥消风、醒酒解毒等功效，同时对嗓子具有良好的润泽保护作用。

提醒：脾胃虚寒者、发热的人不宜吃生梨，可把梨切块煮水食用。

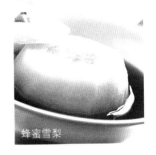
蜂蜜雪梨

54

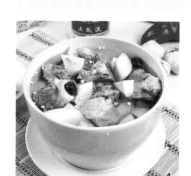

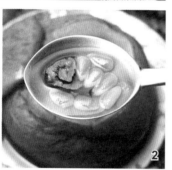

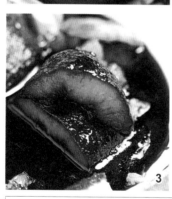

用梨为喉咙做SPA

1.川贝雪梨猪肺汤——润肺、化痰、止咳

材料： 猪肺半个、川贝母15个、雪梨4个

做法：

1.猪肺切厚片，泡水中，用手挤洗干净；放入开水中煮5分钟，捞起过冷，沥干水分备用。

2.雪梨洗净，连皮切四块，去核；川贝母洗净。

3.把全部材料放入锅内，待火煮沸后，微火煲2～3小时，调味供用。

2.蜜蒸雪梨——对便秘尿赤、支气管炎有很好的效果

材料： 雪梨2个、红枣4～6枚、松子数十粒、蜂蜜适量

做法： 1.将大梨从齐颈处切开，去核心挖空，放入准备好的蜂蜜、大枣、松子。

2.盖好盖子，放入小碗内隔水蒸一小时，连皮带水吃完。

3.红酒烩梨

材料： 水晶梨3个、红葡萄酒约半瓶、冰糖适量

做法：

1.梨去皮，一分为二，去核。

2.冰糖加入红酒中煮溶，红酒以盖过雪梨最佳。

3.加入梨，用中慢火加热，直煮至红酒滚起。

4.保持小火加热，煮至红酒汁至糖浆状及雪梨变酥，需时约30分钟。

5.将煮好的雪梨取起放凉，淋上些许蜂蜜即可。

好用的民间验方

五汁饮——清热养阴，助痰阻湿

梨汁、鲜藕汁、马蹄汁、鲜芦根汁、麦冬汁分量相同，混合后可冷饮。每天两次，连续服三天。

丁香蒸梨——适用于慢性消化不良

将梨剖成两半，去梨核，放入丁香10粒，重新合好；用小火炖熟后，去掉丁香吃梨。

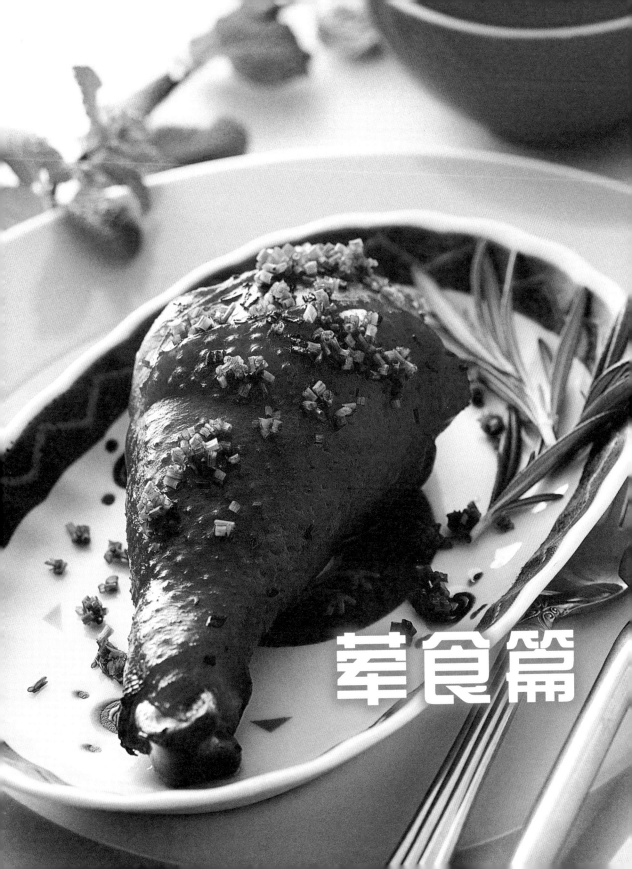

荤食篇

夏令食鳝赛人参

每年的小暑前后一个月，黄鳝体壮而肥，肉嫩鲜美，营养更为丰富，滋补作用最强。据悉，在此时节食黄鳝，功效胜过人参。而大暑时分，正是吃白鳝即鳗鱼，消除疲劳、补充精力的好时节。

冬吃一枝参，夏吃一条鳝

黄鳝的营养和药用价值

鳝鱼的药用价值，在很多中医典籍中都有记载，它甘温，无毒，入肝、脾、肾三经，具有除风湿、强筋骨、调养气血两亏、体弱消瘦、肾虚腰痛、湿热身痒等诸多功效。

现代营养师认为，黄鳝是一种高蛋白、低胆固醇类的营养品。除了富含优质蛋白外，还含有丰富的维生素A、维生素B2和维生素B1及多种微量元素；其钙、铁含量在常见淡水鱼中，更位居第一位；不可不提的是，黄鳝脂肪中含有极丰富的卵磷脂，具有提高大脑功能、防止大脑衰老的功效。

吃黄鳝防肝脏疾病

蛋氨酸有解毒的功效，可用于防治慢性或急性肝炎、肝硬化等肝脏疾病。

黄鳝肉中的蛋氨酸含量丰富，经常食用鳝肉，不仅可以帮助身体排毒解毒，更可补充因日常谷类膳食所致的氨基酸组成的不足。

糖尿病人吃黄鳝：血糖双向调节

每天食用100～150克，稳定血糖有裨益

黄鳝肉中含有丰富的黄鳝鱼素A和黄鳝鱼素B，这两种物质都具有显著的降血糖作用和调节血糖的生理机能。血糖高时可降血糖，血糖低时可以升高血糖，起到双向调节血糖的作用。

糖尿病人王军（58岁）：

降糖我有方，多喝鳝鱼汤

即将退休的我，去年被查出患有Ⅱ型糖尿病，着实引起家中的一阵恐慌。自打那以后，老伴便亲自监管，对我的嘴巴实行起"戒严"。

吃着医院里配的药，我的血糖稳定在"8"左右。可是天天嚷嚷嘴馋，老伴从邻里处打探得"糖尿病人吃黄鳝好"，便决定给我加营养，每日煮黄鳝汤给我喝；就这样，每日一次，连鱼加汤一并吃下，坚持了1个多月，我的血糖下降了，现在都在"7"左右徘徊，连尿糖也减少了。

现在不仅是喝汤，黄鳝更是我们家饭桌上的常客。当然为了健康，我们的食用方法多以

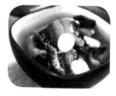

清炖为主。我有个食方不错，将黄鳝和瘦猪肉切成肉泥烹煮，口味好，营养又丰富，很适合中老年朋友，大家可以试试。

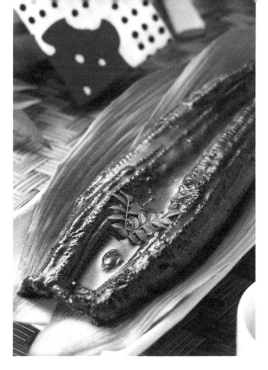

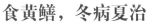

食黄鳝，冬病夏治

夏季是慢性支气管炎、支气管哮喘、风湿性关节炎等疾病的缓解期。

为减少或避免上述疾病在冬季的发生，在小暑时节吃黄鳝进补，可达到冬病夏治的效果。

鳝鱼是很好的"眼药"

黄鳝含有丰富的维生素A，维生素A是增强视力和平衡皮肤代谢功能的重要物质，经常食用可以让眼睛更为明亮，对有眼疾的人也是大有好处的。日本人将鳝鱼比作"高级的眼药"。

黄鳝的禁忌：

●黄鳝虽好，但非人人皆宜

黄鳝属于温补类食物，高血压、中风后遗症、甲状腺功能亢进症、活动性肺结核、支气管扩张、感冒发热、急性鼻炎、急性支气管炎、急性扁桃体炎等急性炎症患者均不宜食用。

●死黄鳝吃不得

黄鳝蛋白质构造中含有很多组氨酸，一旦黄鳝死后，蛋白质结构就会迅速崩解，组氨酸很快就会转化为一种有毒物质——组胺，人吃了之后会出现中毒症状。

胡萝卜炒鳝丝（读者陈金芳 50岁）

自荐理由：黄鳝和胡萝卜同炒，对眼睛极好，不仅能让你双眼更为明亮，还有很好的预防眼疾的效果。

编辑点评：黄鳝含丰富的维生素A，有养护眼睛、预防眼疾的功效；胡萝卜含丰富的 β － 胡萝卜素，它在体内可以转化成维生素A，维生素A对眼睛大有裨益，两者搭配食用，强化了护眼功能。

材料：黄鳝200克，胡萝卜300克，色拉油、盐、酱油、醋适量。

做法：

1.将黄鳝洗净，切丝；胡萝卜去根，洗净，切丝。

2.起油锅，倒入鳝丝、胡萝卜丝翻炒，加入食盐、酱油、醋、炒匀、炒熟后便可食用。

益气养血的黄鳝佳肴

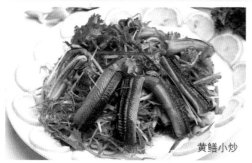

黄鳝小炒

1.芹菜、西瓜皮炒鳝片

材料：黄鳝120克、西瓜皮150克、芹菜80克

做法：1.黄鳝活宰，去内脏、骨及头，洗净，切成片。西瓜皮去外层绿皮，洗净后切条状。

2.黄鳝开水氽烫，除去血腥。芹菜去根，洗净切断，焯水，捞起待用。

3.起油锅，下姜葱爆香，再放入鳝片炒至半熟，放入西瓜皮、芹菜翻炒至熟，加盐和味精调味，勾薄芡后盛盘即可。

2.黄芪红枣鳝鱼汤

材料：黄鳝500克、黄芪75克，红枣10克

做法：1.黄鳝活宰，去内脏、头，洗净切断，用开水氽烫。

2.起油锅爆香葱姜，加入少许黄酒，放入黄鳝炒片刻后取出。

3.黄芪、红枣洗净与鳝肉一起放入煲内，加水适量，大火煮沸后，改小火煲1小时。

鳗鱼

夏冬两季最为肥美可口

鳗鱼，又名"白鳝"，被称为长寿的鱼（养殖的鳗鱼寿命可超过50年），据悉它们绝食一年仍可生存，是长寿的象征。

鳗鱼尤以夏冬两季最为肥美可口，故民间有"八月食鳗赛人参"、"常食鳗鱼一冬安"的说法。

为什么夏季宜食鳗?

鳗鱼在日本被看作盛夏消暑的最佳食材，他们认为，夏季人体体力消耗大，必须吃营养丰富的鳗鱼补充营养；酷暑中大量喝清凉饮料导致体内的维生素B被破坏、容易疲劳，多吃鳗鱼能补充各种营养和维生素，使人精力充沛。

食鳗增健康、抗衰老

鳗鱼的维生素、微量元素含量极高。维生素A、B1、B2分别是牛奶的25倍、5倍和45倍，锌是牛奶的9倍，特别是它含有陆上动植物所缺乏的多种不饱和脂肪酸，对人体健康有特殊作用。

● **为大脑补充必要的营养素**

100克鳗鱼＝10粒深海鱼油

100克烤鳗含DHA1300毫克、EPA740毫克，超过了成人一天的需要量

鳗鱼含有被俗称为"脑黄金"的DHA及EPA。100克鳗鱼含DHA1100毫克、EPA460毫克，分别是黄鱼的5倍和35倍，是含EPA和DHA最高的鱼类之一，不仅可以增强免疫力、降低血脂和胆固醇、抗动脉硬化与血栓、预防心脏疾病，

还能为大脑补充必要的营养素，帮助老年人预防大脑功能衰退与老年痴呆症。

● 女士们的天然高效美容佳肴

鳗鱼富含维生素A和维生素E，含量分别是普通鱼类的60倍和9倍。每80克鳗鱼维生素A的含量超过人体每餐所需量的6倍。

丰富的维生素A、维生素E，对于养颜美肤有很好的作用，特别是对于干燥皮肤者，常食鳗鱼可以帮助皮肤保湿。

7月30日，日本鳗鱼节

每年的7月30日为日本的"鳗鱼节"。这一天，日本几乎家家户户都吃鳗鱼饭，大街上到处飘散着鳗鱼的香味。

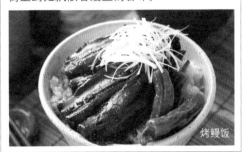

烤鳗饭

误区 鳗鱼胆固醇含量高，吃鳗鱼会导致心脑血管疾病？

很多人认为食鳗胆固醇高，其实是个误解。

1. 根据食物营养成分表，鳗鱼的胆固醇含量与其他鱼类接近，都属于低胆固醇食物；其各部位的胆固醇含量差异大，从低到高的顺序依次是：皮＜肠＜肉＜肾＜肝，由于我们吃鳗鱼时一般只吃肉和皮，其胆固醇含量在85～157mg/100g左右，可以说鳗鱼的胆固醇含量与一般陆产动物相比并不高。

2. 鳗鱼含有的预防心脑血管疾病成分的抗粥样动脉硬化因子"高密度脂蛋白"在总胆固醇中的比例，比陆产动物和一般的水产动物高得多，而致动脉粥样硬化因子"低密度脂蛋白"在总胆固醇中的比例则低得多。

3. 鳗鱼丰富的脂肪中，大部分都是对人体有好处的不饱和脂肪，每周吃一次有助降血脂、抗血栓。

1. 党参蒸鳗鱼
益气和中，气血双补
材料： 党参10克，鳗鱼1尾，绍酒10克，决明子12克，姜、葱、蒜、盐适量，鸡汤300毫升

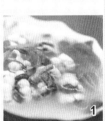

2. 冬瓜煮鳗鱼
利水消肿，补肾壮阳
材料： 鳗鱼2尾，冬瓜500克，香菜、鸡汤、酒适量

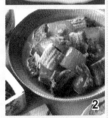

3. 鳗鱼豆腐
增强体质，提高免疫能力
材料： 烤鳗1尾、鸡蛋6个、冻豆腐1大块、新鲜香菇4个、花椒粉及葱适量

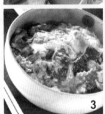

大暑进补吃老鸭

由于夏季气候炎热而又多雨，暑热夹湿，常使人脾胃受困，食欲不振。因此需要用饮食来调补，增加营养物质的摄入，以达到祛暑消疲的目的。

夏日进补的营养物质应以清淡、滋阴食品为主，即"清补"。老鸭为暑天的清补佳品，它不仅营养丰富，而且因其常年在水中生活，性偏凉，有滋五脏之阳、清虚劳之热、补血行水、养胃生津的功效。

老鸭汤材料搭配的窍门

用老鸭煲汤时可加入莲藕、冬瓜、萝卜等蔬菜，既可荤素搭配起到营养互补的效果，又能补虚损、消暑滋阴，实为夏日滋补佳品。

挑选：一年以上的老鸭滋阴

俗语说"嫩鸭湿毒，老鸭滋阴"，用鸭子煲汤，所用老鸭的年龄至少得在一年以上，这样才能炖足4小时不烂不柴，越炖越香糯。

入瓦（煲），加清水适量煲汤，以食盐调味。食冬瓜、鸭肉，喝汤。老雄鸭滋阴养胃，利水消肿。冬瓜性甘、凉，味淡，有利水清热解暑之功效，而瓜皮又能利水退肿。鲜荷叶清暑利湿。此三者结合既清热解暑去湿，又能益胃生津。

也可加水发的嫩笋干或笋衣增鲜。或加芡实、米仁，以增强其健脾、化湿、补肾的功能。

独立食评家江礼旸推荐：

荷叶冬瓜煲老鸭汤

新鲜荷叶、冬瓜（连皮切块）、老雄鸭（绿头雄鸭治净、切块）。此三味同

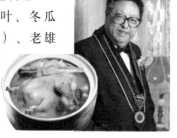

品三国·会馆菜史晓明经理推荐：

六味地黄老鸭汤

"此汤以六味地黄丸中的六味中药，搭配补血的红枣和清凉滋补的老鸭炖煮而成，是炎炎夏日必不可少的既滋补又美味的靓汤。"

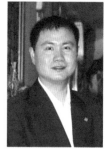

六味地黄老鸭汤由老鸭，配合熟地、山药、丹皮、茯苓、罗汉果、红枣六味副

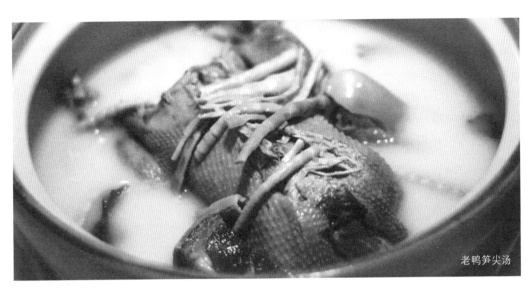

老鸭笋尖汤

料炖煮而成，具有去湿热、凉血泄火的功效，专治肝肾不足、精血枯竭、憔悴虚弱、阳痿早泄、头晕目眩、腰痛足酸。经常饮用，更有延缓衰老的功效。

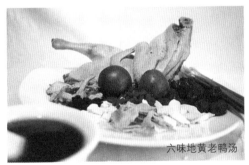

六味地黄老鸭汤

编辑推荐：

杏仁百合老鸭汤

老鸭汤温润滋补，经常饮用可使人老而健壮，心力不倦。这里向大家推荐一款名为杏仁百合老鸭汤的温补汤品，做起来很简单，取南北杏共30克、鲜百合100克、老鸭半只、陈皮3~5片，用杏仁与老鸭注

水炖一个半小时后，再放鲜百合及陈皮炖10分钟，放盐调味即可食用。

这个汤喝起来清香可口，老鸭降火利湿，滋阴润湿；杏仁、百合入肺经，清火、润肺、安神；陈皮性味辛、苦、温，入脾、肺经，有健脾、降逆止呕、调中开胃、燥湿化痰之功。

陈皮、杏仁与老鸭味道相合，爽口鲜美，但切忌放入过多陈皮以防抢了杏仁的清香。

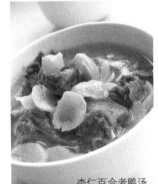

杏仁百合老鸭汤

贴士：

建议自家烹制时，将鸭子后部的脂肪以及淋巴汇聚的鸭尖一并剔除，这样做出来的汤会更爽口。

62

各式各样的老鸭汤

沙参玉竹老鸭汤

滋阴清补，亦用于病后体虚或糖尿病属阴虚者。

材料：老鸭1只、北沙参60克、玉竹60克、生姜2片

做法：1.北沙参、玉竹洗净，老鸭洗净，斩件。2.把全部用料放入锅内，加清水适量，武火煮沸后，文火煲2小时，调味即可饮用。

天麻老鸭汤

滋阴养血，祛风止痛，对高血压常伴有头晕头痛及记忆力差、健忘者食之有益。

材料：老鸭1只、首乌20克、天麻10克

做法：1.先将天麻与首乌片用纱布袋包扎好，老鸭肉切块与药袋一同入锅，加水同煮。2.熟后去药袋，用葱、姜、盐、酒调味，即可饮用。

薏仁绿豆老鸭汤

消暑清热，健脾益脏腑。

材料：薏仁38克、绿豆38克、陈皮2片、老鸭1只

做法：1.老鸭去内脏，切半，洗净，汆烫。2.陈皮用水浸软。其他材料洗净。3.将清水煮沸，把各种材料放入煲内，用大火煮20分钟，再改用小火熬煮2小时，下盐调味，即可饮用。

酸萝卜老鸭汤

开胃，健脾，益脏腑。

材料：老鸭1800克、酸萝卜900克、老姜一块、花椒四五粒

做法：1.老鸭洗净，取出内脏后切块；酸萝卜用清水冲洗后切片，老姜拍烂待用。2.将鸭块倒入干锅中翻炒，待水汽收住即可。3.水烧开后倒入炒好的鸭块、酸萝卜，加入备好的老姜、花椒炖煮。

荔枝干江瑶柱老鸭汤

补中益气，补血生津。

材料：老鸭1只、荔枝干30个、江瑶柱20克、陈皮4片、生姜2片

做法：1.荔枝干去壳去核；江瑶柱用清水浸泡1小时，洗净；陈皮用饮用水浸软。2.光鸭切去鸭脚、鸭屁股，洗净，开水煮5分钟，捞起冲洗干净。3.先把陈皮和生姜放进瓦煲内，加入清水，用武火煲沸后，加入荔枝干、鸭和瑶柱，煮沸后改为文火煲3个小时，即可调味饮用。

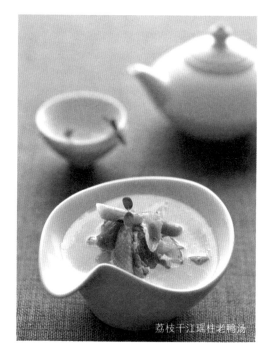

荔枝干江瑶柱老鸭汤

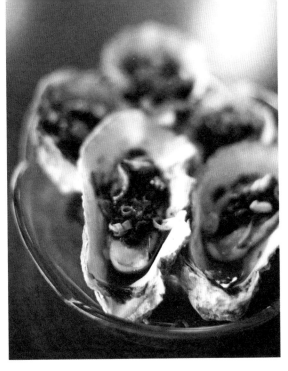

名人爱牡蛎

●著名文豪苏轼被贬儋州（即现在的海南）时，爱上了牡蛎，他将牡蛎和熊掌并称，赞道："穷山之珍，竭水之错，南方之牡蛎，北方之熊掌……"

●拿破仑东征西战，在战争最激烈时，不忘食用牡蛎来补充精力。

●英国有个叫"法恩湾牡蛎吧"的海鲜馆，那儿的招牌菜"配有辣椒酱和胡荽的牡蛎"极富盛名，政客、明星争相造访，在等不到位子的时候，甚至还拿着外卖钻到停车场的车子里享用。

秋季进补吃牡蛎

10月至11月是牡蛎收获的季节，也是最有营养价值、最好吃的时候。

秋季吃牡蛎好在哪里？

　　牡蛎的成熟期在5～8月间，这期间它们体内的营养成分几乎全部被耗尽，吃起来口感不佳，而且在它的生殖巢内积聚了许多毒素，吃了容易中毒。

　　10月以后，牡蛎完成了产卵任务，逐渐肥腴。特别是其体内大量贮存的叫

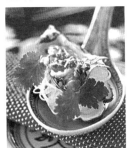

作"糖元"的营养成分，达到了最高峰；另一种叫甜菜碱的物质也得到了增加，这时候的牡蛎吃起来最为肥腴鲜美。

牡蛎的营养

钙	牡蛎含钙量接近牛奶，但是铁含量却是牛奶的21倍，能促进骨骼生长，预防骨质疏松、关节炎等疾病。
锌	牡蛎是含锌量最高的自然食物，可以壮阳，是男人最好的滋补品。
糖元	牡蛎体内贮存大量糖元，它可以促进肝脏活动，强化肝脏，且具有解毒的作用。
牛黄酸	牛黄酸是人体必不可少的氨基酸，它能够保护心肌，提高人体免疫力及预防白内障。

64

吃出健康来

牡蛎除供人们食用外，更有治病强身的高效作用。

①补肾壮阳：据《本草纲目》记载，吃牡蛎肉"能细洁皮肤、补肾壮阳，并能治虚，解丹毒"。

烹饪法：1.可将牡蛎和山药、芡实、莲子、猪肉一起煮，能治疗肾亏；2.可将牡蛎和甲鱼一起炖，或者做韭菜炒牡蛎肉，再放一点牛肉或羊肉。

②防癌、抗癌：美国国立癌症研究中心曾发表研究报告指出，牡蛎成分中含有可除去自由基的谷胱甘肽，且其含量是小肠细胞的4.6倍，是肝脏等其他器官的2倍多。

烹饪法：1.蒜泥牡蛎肉；2.将牡蛎肉（也可以是干牡蛎肉）与粳米一起煮粥，长期食用。

③缓解失眠：据崔禹锡的《食经》中记载："牡蛎肉治夜不眠，治意不定。"主要是由于牡蛎中所含的硒可以调节神经、稳定情绪。

烹饪法：牡蛎炖百合，晚间服用最佳。将牡蛎炖出汤，溶入3～5克阿胶汁，再打一个鸡蛋黄，放1～3克黄连，据说这个民间验方对顽固性失眠很有效。

④抗老化：牡蛎中含丰富核酸，核酸在蛋白质合成中起重要作用，有延缓皮肤老化、减少皱纹的功效。

烹饪法：黑豆牡蛎粥，具有抗衰老和乌发的功效。

牡蛎意大利面
适合糖尿病患者的饮食

意大利面的原料是硬小麦，它既含丰富蛋白质，又含复合碳水化合物。这种碳水化合物在人体内分解缓慢，不会引起血糖迅速升高。再搭配上牡蛎、自己喜爱吃的菇类以及新鲜的时蔬，不仅味道鲜美，营养更丰富。

材料：

牡蛎300克、菠菜1束、袖珍菇70克、意大利通心粉250克、红辣椒2个、蒜2片、橄榄油少许、盐及黑胡椒适量

做法：

1.在水沸腾后将面条成辐射状放入锅中，加少许盐，加盖煮约12～15分钟，捞出滤水备用。

2.倒入橄榄油，将蒜放入锅中火炒至起香味儿，再加上红辣椒和牡蛎一起炒熟。（注意：牡蛎预先要用盐水冲洗，彻底去除泥沙。）

3.倒入先用开水余烫过的菠菜和煮熟的面，再轻轻地翻炒后，即可盛盘食用。

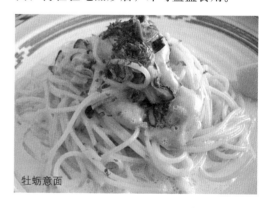

牡蛎意面

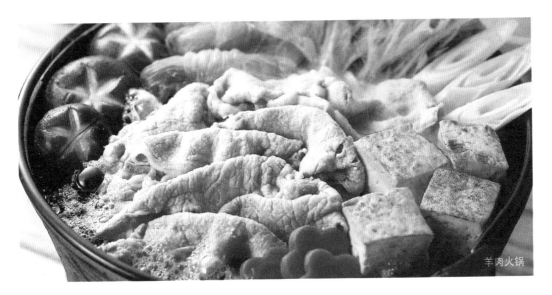

羊肉火锅

巧手烹肉
冬季过把羊肉瘾

"秋冬羊肉赛金丹"，每逢到了冬天，大家都有吃羊肉的习惯，可是羊肉的做法多多，如何巧手烹肉，既吃得美味，又吃得进补呢？

最具时令的养生珍品

中医认为："寒为阴邪，常伤阳气。"所以，冬日饮食调养要有的放矢地食用一些像羊肉这样的热性食物。

尤其是人们在经历一年的消耗后，脏腑的阴阳气会有所偏衰，合理进补一些温热之物，可及时补充气血津液，抵御严寒侵袭，使来年少生疾病，从而达到事半功倍的养生目的。

元时著名医家李杲说："羊肉，甘热，能补血之虚，有形之物也，能补有形肌肉之气。"《日用本草》中则称羊肉为："治腰膝羸弱、壮筋骨、厚胃肠。"冬令进补，羊肉可谓首选，它性温，有助元阳，补精血，疗肺虚，益劳损，特别是对于低血压，平素体弱、气喘、有肺病及虚寒的病人相当有好处。

66

Q&A：羊肉属于红肉，不是说吃红肉对身体不好吗？

戒吃红肉，只吃白肉的饮食方法并不可取，对于高血脂、冠心病患者而言，我们适当推荐吃白肉，是因为白肉中所含的脂肪多为不饱和脂肪酸，而红肉脂肪多为饱和脂肪酸，吃白肉有防止胆固醇升高和降低血脂的作用。但这并不意味着所有人都要戒吃红肉，红肉也有它自己的营养价值，譬如说红肉中所含的铁、钙、锌更容易为人体吸收。而且如果只吃白肉不吃红肉，日积月累，易产生维生素B1摄取不足的问题，影响神经系统、心血管系统及肠胃消化系统，可能会因此出现血液循环缓慢、脚部水肿、食欲不振、消化不良等症状，所以红肉、白肉饮食中要均衡摄取。

羊肉的营养特点

羊肉中的必需氨基酸含量及铜、锌、钙、磷等矿物质含量显著超过其他肉类，但胆固醇含量和其他肉类相比却较低。

肉类	胆固醇含量（每100克）
羊肉	65毫克
猪肉	77毫克
鸭肉	80毫克
鸡肉	117毫克

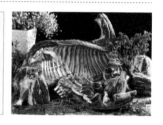

巧烹羊肉出美味

炖、煨、涮、拌、炸，羊肉的做法真的很多，到底哪种做法、吃法最营养，又该选用羊的什么部位最美味呢？

炖羊肉（推荐度★★★★★）

炖羊肉在煮的过程中保持了原汤原汁，既能喝汤又能吃肉，营养损失最小，而且羊肉经炖煮以后，更加熟烂，易于消化，最适合推荐给广大的中老年朋友。

炖煮羊肉最适合的是带皮的羊肋排。

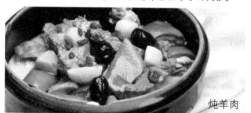

炖羊肉

营养建议： 可搭配萝卜（消积滞，化痰热）或是山药（益气补肺）、栗子（补肾壮腰）、核桃仁（补肾健脑）一起炖，营养更为全面，温补而不燥，培元又固本。

美味建议： "鱼"加"羊"，变成一个"鲜"字，用墨鱼干、海参等一些海鲜品或是鲫鱼等河鲜同炖，不仅营养价值增高了，也让羊肉吃起来更美味了。

涮羊肉（推荐度★★★★）

涮羊肉，羊肉吃起来鲜嫩可口，而且能较好地保存羊肉中的活性成分。

涮羊肉以新鲜羊肉为宜，选料十分讲究，一般来说，只有羊上脑、大三叉、小三叉、磨档、黄瓜条这些部位较为适合。此外，为了保证肉质鲜嫩，刀工工艺也十分讲究，需先把羊肉用冰块压去血水，用大刀切成薄片。

吃涮羊肉的时候不可贪图肉嫩而不将肉涮透，否则杀不死肉中的细菌。涮约1分钟左右，当肉的颜色由鲜红变成灰白的时候方可食用。涮完羊肉后看上去油汪汪的鲜汤，对身体有害无益。

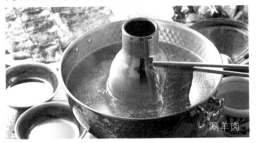

涮羊肉

营养建议：吃羊肉容易上火，所以在做涮羊肉的锅底时，不妨搭配上豆腐，以增添更多的蛋白质；搭配上菠菜、白菜、金针菇、蓬蒿等凉性、甘平性蔬菜，则能起到清火降热的功效。

美味建议：在锅底里放一些萝卜或是山楂，可以去除羊肉的膻味。添放一些海带等海制品则可以吊鲜。

什么人不适合食用羊肉？

1. 上火症状的人不宜食用。 羊肉属大热之品，因此凡有发热、牙痛、口舌生疮、咳吐黄痰等上火症状的人都不宜食用。患有高血压、急性肠炎或其他感染性疾病的病人，或者在发热期间也不宜食用。

2. 肝炎病人不宜食用羊肉。 肝炎病人过多食用羊肉，会加重肝脏负担，易致发病。

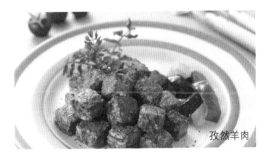

孜然羊肉

去除羊肉膻味的诀窍

如果在烹制时放个山楂或加些萝卜、绿豆，炒制时放葱、姜、孜然等调料可去除羊肉的膻味。

姜皮辛凉，有散火除热的作用，与羊肉同煮，能克制羊肉的燥热之性。

在羊肉中放入孜然，不仅能帮助去掉羊肉中的膻味，还能起到理气开胃、祛风止痛的功效。

食羊2个小禁忌

1. 勿用铜器煮。 铜遇酸或碱并在高热状态下，均可起化学变化而生成铜盐。羊肉为高蛋白食物，两者共煮时，会产生某些有毒物质，危害人体健康。

2. 羊肉同醋食，伤人心。 羊肉大热，醋性甘温，两物同食，易生火动血。心脏功能不良及血液病患者应特别注意。

美味"羊"食：一羊几吃

到了冬天，去市场买只全羊，叫上亲朋好友一起来家里吃全羊宴，美哉乐哉。

1. 白切羊肉

不膻不腻，佐酒佳肴

好吃关键词：带皮的羊腿肉

先煮再剔骨（如果是先剔骨再煮，注意千万不要把膜弄破）。

做法：羊腿肉洗净后入锅，加清水、白萝卜段煮沸，用小火焖10分钟，焯去血水、洗净。锅内再次注入水，放入羊腿、桂皮、八角、黑枣、葱、姜，用旺火煮沸，改用小火煨至皮脆，稍作冷却后捞起，趁

68

热剔去骨，置于清洁砧板上，用清洁布覆于羊皮上，按压结实，待自然结冻后切片装盘。

2. 鲜美原味羊汤

闻着香香的，吃着暖暖的

好吃关键词：巧用羊杂吊鲜

取三四斤羊肉（切块）及羊肚、羊心、羊肺、羊肾，收拾干净后，加水，加姜块、葱段、八角、桂皮与料酒同煮。水要一次加满，大火烧开后，改文火炖2小时左右。熟烂后，取出羊肚（切丝）、羊肾单独盛盘。吃时，在汤锅中加盐、鸡精、大蒜，再根据自己的喜好加些羊杂在汤里。

3. 羊杂冷盘

除羊肉外，羊肺、羊肝、羊心、羊肾等也都对人体有一定的补益及药用价值。

★ 推荐：羊肝明目

羊肝质地细腻，清香纯正，具有养肝明目的功效。

（1）原味羊肝：将新鲜羊肝急火烧煮，见"断血"即捞起，放入冷却的盐开水中浸泡，放凉后食用。吃羊肝不应用刀切，要用手掰着吃。这是因为羊肝内有"血

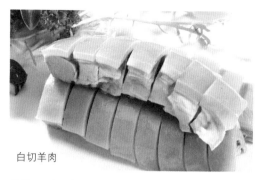
白切羊肉

筋"，如果用刀切，那么"血筋"切断后就留在肝内，不容易咀嚼；如果用手掰开，就能顺势将肝内的"血筋"剔去。

（2）韭菜炒羊肝

功效：温精固肾

原料：韭菜100克、羊肝120克

做法：将韭菜去杂质洗净，切段。羊肝切片，与韭菜一起旺火炒熟。

4. 沙茶羊肉炒蔬菜

原料：羊肉、杨桃豆、洋葱、青椒、姜片、羊肉高汤、沙茶酱、胡椒粉、酱油、糖

做法：洋葱、青椒切片；杨桃豆洗净，修边条，切斜边，余烫备用。锅中加油，爆香洋葱片、姜片等，加入调味料、高汤，再入杨桃豆、青椒片与羊肉，混炒至熟。

羊肉＋药材＝大补

如果在炖羊肉的时候，加入合适的中药，滋补功效会更强大。

药材：党参10克、黄芪10克、炒白术10克、酒白勺10克、茯苓10克、肉桂3克、当归15克、熟地15克、川芎6克、甘草6克

食材：羊脊骨500克、生姜30克、葱、黄酒、花椒、食盐各适量

功效：适用于气血亏虚、肝肾不足、面色萎黄、精神倦怠、肢软心悸、腰膝乏力等症。

做法：1. 用纱布包裹住药材，过水冲洗后待用。2. 羊脊骨洗净后放入水中余烫，捞出备用。3. 沙锅中注入清水，大火烧开，依次放入羊脊骨、葱、姜、花椒和中药包，再倒入一汤匙黄酒和少许盐。盖上盖子，文火煲2个小时。

喝法：早晚各食一碗，每天2次，全部服完后，隔5天再服。风寒感冒者禁服。

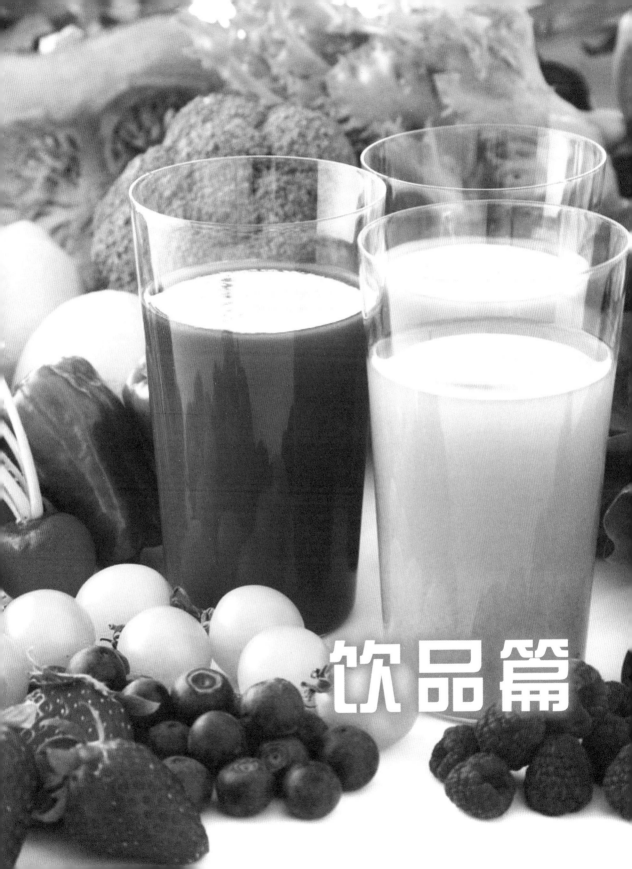

饮品篇

科学喝牛奶，营养又健康

牛奶是个宝，喝法有讲究，错了伤身体，对了才健康。

"反牛派"

观点一　牛奶越喝越缺钙？

正方代表　现在的牛奶含有大量蛋白质，蛋白质在身体里代谢时会产生大量酸性物质，我们会从身体里溶出碱性物质去平衡这个酸性。身体里面什么物质碱性特别高啊？就是钙。所以越喝牛奶，钙就流失越多，骨质越疏松。

反方代表　科学家早有研究，每多吃1克蛋白质可导致10毫克尿钙的丢失。但其原因并非牛奶酸碱性的问题，而主要与蛋白质食物中所含的磷酸盐（可能还有硫酸盐）可与钙结合成复合物，不利于肾小管对其再次吸收有关。

　　大多数中国人蛋白质摄入不足，即使有个别人多喝了一点牛奶，也绝不可能造成缺钙。

不能简单把骨质疏松归咎于牛奶

　　骨质疏松不仅取决于膳食中是否缺乏钙的来源，也取决于机体对钙吸收和保持能力的强与弱。这种吸收和保持能力的强弱，又与年龄、性激素强弱、运动多少等有关。

"保牛派"

观点二　牛奶导致蛋白质过量？

正方代表　所有现代文明病，80%以上都跟蛋白质摄取过量有关。体重乘上0.6，就是你一天所需蛋白质的克数。比如说体重60千克，你一天需要36克蛋白质。你随便一杯牛奶喝下去，再吃一个蛋，很快就会超过了……

反方代表　我国居民平均每人每年摄入的牛奶只有8.1升（人均每天22毫升），不足全世界人均值的1/12，在这样的实际情况下，还奢谈牛奶导致蛋白质过量，岂非可笑之至？

具体问题，具体分析

　　蛋白质过多确实是有害的，但不能把平均值用在具体问题上。在我国发达地区，蛋白质过剩已经是不争的事实，特别是那些每日大鱼大肉，并把牛奶当作必备食物（每天2～3杯）的人容易蛋白质过剩。我国一方面要在发达地区控制牛奶的摄入，另一方面要在边远地区让群众适当食用牛奶。

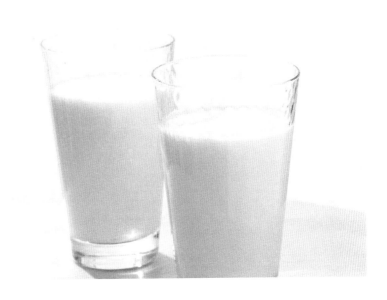

观点三　牛奶，糖尿病的病因？

正方代表　芬兰的研究人员发现，每天喝500毫升，也就是半公升以上牛奶的儿童，他们的亲属之中如果又有人得糖尿病，他们会比牛奶喝得少的孩子高出5倍的可能性发展成为Ⅰ型糖尿病患者。

反方代表　喝牛奶会不会引起糖尿病，现在并无明确的答案。

糖尿病患者还喝不喝牛奶

日本国立健康营养研究所研究发现，米饭和牛奶同时食用，可以降低血糖指标，对于防治糖尿病很有帮助。

美英等国研究发现，糖尿病患者饮用牛奶可缓解病情，又有助于预防经常性抽筋和背痛等并发症。其实，只要牛奶不过量饮用，不会产生疾病问题。

观点四：牛奶无法消化？

正方代表　现在牛奶里的蛋白质是母奶的3倍，我们身体根本没有办法处理，而且它的蛋白质几乎都是酪蛋白，非常难消化。

反方代表　所谓牛奶蛋白质比母乳高3倍而难消化，是仅对于1岁以内婴儿来说的，而不能套用到成年人身上。难道牛肉蛋白质含量比母乳高9倍，就不能吃牛肉了么？

科学地喝牛奶

反方的举例似乎是偷换概念的比较，这要看人体对某种食物消化的能力而定。而正方提到的关键要看这个人是否能对这种食物进行有效的消化和吸收。尽管中国人发生乳糖不耐症的比率较高，但也不意味着要和牛奶绝缘，可多次少量并限制总量，科学地喝牛奶。

把握与牛奶的安全距离，科学地喝牛奶

不要被广告和权威所左右，现实生活中人们需要学会真正合理而实用地去喝牛奶，学习如何运用食物的长处，避免短处。例如：牛奶不易消化，加了苹果、香蕉、木瓜、菠萝，就可以增加酵素的来源，就可以帮助消化。喝不惯牛奶的人，改喝酸奶就很舒服，或者用奶粉和面粉混合做饼吃，就可以避免过敏现象。

牛奶怎么喝最有营养？

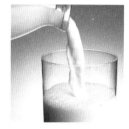

1.建议牛奶与豆浆隔天交替饮用，牛奶一天200毫升，孕妇一天200～400毫升。

2.牛奶主要是提供蛋白质、维生素A、D及钙等矿物质，其提供的能量只占每日的10%左右，它只是均衡饮食的一部分，绝大多数营养应该从其他食物中获得。

3.正视牛奶加工中可能带来的问题，尽量选用保质期较短的牛奶。

4.谷物搭配牛奶，不仅能提高蛋白质供应量，还可以用牛奶中的赖氨酸弥补谷类中氨基酸不平衡的缺陷，从而提高谷物的营养价值。

5.如果害怕空腹喝牛奶带来的不适感，那么建议用牛奶或奶粉来制作面食，不仅可补充钙质，还可以延缓牛奶的吸收速度，避免"乳糖不耐症"带来的不适。

哪些人、哪些情况不适合喝牛奶

● 对牛奶过敏、不耐受牛奶的人，喝牛奶会导致腹痛、腹泻。

● 胃切除的人喝牛奶，不利于营养的吸收。

● 患反流性食管炎的人喝牛奶会增加胃液的反流，加重食管炎。

● 患肠道易激综合征的人喝牛奶会引起病症的发作。

● 患感冒、肠炎、胆囊炎、胰腺炎的人，多喝牛奶会加重病情。

● 缺铁性贫血患者服用铁剂药物后不宜喝牛奶，因为牛奶中的钙质和磷酸盐会妨碍铁剂的吸收，使贫血加重。

看包装识牛奶

市场上，牛奶的品种多得让人挑花了眼，其实品牌之间营养的差异并不大，关键是要看包装。超市中最常见的主要有两种：

巴氏消毒奶：在冰柜里的屋顶包牛奶，保质期一般在48小时以内。营养价值与鲜牛奶差异不大，B族维生素的损失仅为10%左右，但一些生理活性物质可能会失活。

灭菌牛奶：常见的有利乐砖、利乐枕、无菌塑料袋包装，保质期大部分是30天或更长时间。味道比较浓厚，但营养物质有一定损失，B族维生素有20%～30%损失。

这些细节你注意了吗？

1. 高温久煮要不得

高温久煮牛奶，牛奶中的乳糖开始焦化呈褐色，并逐渐分解产生乳酸及少量甲醛，能使牛奶味道变酸。

给牛奶加热适宜用慢火，微开即可。

2. 与糖搭档留个心

很多人为了让糖融化得更快，不待牛奶煮开就往牛奶里加糖，这其实是个错误做法。

牛奶中的赖氨酸与糖，在高温下会产生反应，生成有害物质糖基赖氨酸，危害人体健康。可先将煮开的牛奶晾到温热时再加糖。

牛奶里加什么糖好呢？最好是蔗糖。蔗糖进入消化道被分解后，变成葡萄糖被人体吸收。

3. 牛奶加钙粉，在做无用功

牛奶中的蛋白质主要是酪蛋白，加入钙粉后，酪蛋白就会与钙离子结合，使牛奶出现凝固现象。

在加热时，牛奶中的其他蛋白也会和钙发生沉淀，从而影响营养物质的吸收。

4. 和酸性水果、饮料同食会闯祸

果酸遇到蛋白质，会使蛋白质变性，降低其营养价值，引起腹胀、腹痛、腹泻，所以喝牛奶时不要吃酸性水果或者喝酸性饮料。

5. 微波炉里加热危害大

用微波炉加热牛奶，会改变其中的蛋白质结构，变成有害物质，饮用后对健康有很大危害。

什么时间喝牛奶好呢？

 早上空腹喝牛奶 **NO**

清晨空腹喝牛奶，不利于消化吸收，在大肠这些蛋白质和氨基酸会被分解成对人体有害的物质。早饭后1～2小时后喝牛奶较为适宜。

 睡前1～2小时喝牛奶 **OK**

晚上喝牛奶不仅有益睡眠，而且有利于人体对钙的吸收利用。晚餐摄入的钙，睡前大部分被人体吸收利用了。

睡前1～2小时喝牛奶，牛奶中的钙可缓慢地被血液吸收，人体整个晚上血钙都得到了补充、维持平衡，就不必再溶解骨中的钙，可防止骨质疏松症。

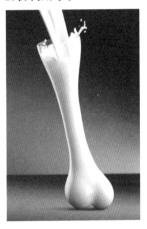

中老年人喝哪种奶更好？

牛奶有全脂、低脂和脱脂之分。由于牛奶来自动物，含有的脂肪为饱和脂肪，中老年朋友在选择牛奶时宜选择低脂或脱脂牛奶，能控制肥胖，对健康更有利。

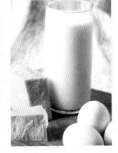

74

美味果醋越喝越健康

近来，日本、欧美等国家大行"吃醋风"。这里所说的"醋"，无关那些浪漫的小争吵，也不仅是厨房里的普通调味品，而是指那些以水果直接发酵或和陈醋勾兑出来的果醋。美味的果醋，不仅能喝出健康，其他妙用更是让你惊喜。

爱上果醋的N个理由

1、消除疲劳，调节体内的酸碱平衡

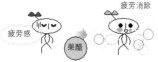

从很早以前，从事足球和橄榄球等激烈运动的选手，就经常在比赛后咬柠檬，目的是为了消除疲劳。酸味强的食品中包含大量的有机酸。同咬柠檬一样的道理，当人感到疲劳的时候，补充果醋，能促进代谢功能恢复，从而消除疲劳。

果醋口感呈酸性，这有利于各种营养素的保存，在体内代谢后呈碱性，有中和鱼、肉、蛋、米、面等呈酸性食品的功能，能防止血液酸化。

2、增强钙质吸收，防癌抗癌

果醋中含有丰富的维生素、氨基酸和氧，能在体内与钙质合成醋酸钙，增强钙质的吸收。

每天喝一点果醋可以防止指甲的断裂，使指甲坚硬和亮泽。

3、促进血液循环，预防"三高"

丰富的维生素C能

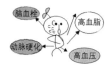

防止细胞癌变、衰老，还可阻止致癌物亚硝胺在体内的合成。

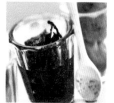

果醋中含有可促进心血管扩张、冠状动脉血流量增加、产生降压效果的三萜类物质和黄酮成分，对高血压、高血脂、脑血栓、动脉硬化等多种疾病有防治作用。

4、增进食欲，解酒保肝

果醋中的挥发性有机酸和氨基酸等可刺激大脑的食欲中枢，促进消化液的分泌，唤起人的食欲，有改善肝炎患者食欲不振的作用。

饮酒前后饮用果醋，可使酒精在体内分解代谢速度加快，具解酒功能。

5、对抗老化

不当饮食和年龄增加等原因都会造成体内过氧化脂质的堆积，表现在皮肤上就会产生皱纹、色素、斑点。果醋具有降低过氧化脂质，抑制皮肤老化的作用，并能促进皮肤吸收需要的营养物质。

传说，埃及艳后和慈禧太后就是果醋的忠实粉丝。

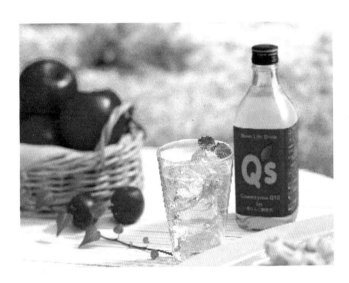

"每天1小杯（约15毫升）苹果醋，能降低血液中的总胆固醇含量。"

—— 日本大阪大学保健管理中心

"吃饭时喝20克果醋的人，比不喝的人餐后血糖要低35%，饥饿感也会下降。"

—— 亚利桑那州立大学营养系的科研人员

喝醋别忘保护牙齿

果醋中，醋的酸性对牙齿有一定侵蚀作用，建议饮用时尽量用吸管饮用，饮用完毕后可用清水漱口。

这些人最好少"吃醋"

有三类人最好少喝或不喝。第一类是胃酸过多的人或胃溃疡患者，容易引起胃痛等不适；第二类是痛风患者，因为果醋为酸性饮料，不利于血尿酸的排泄；第三类是糖尿病患者，因为一般购买的果醋中含糖量较高，糖尿病人饮用时要特别注意它们是否含糖及含糖量的多少。

果醋与其禁忌药

在服用硫胺类药物、碳酸氢钠、氧化镁、胃舒平等碱性药物以及庆大霉素、链霉素、红霉素等抗生素类药物时，都不宜饮用果醋，因为果醋的酸性环境可能会影响药效。

果醋怎么喝

只有坚持长期、适量饮用果醋，才能逐步调节你的身体机能。

建议每天不要超过200毫升。尤其空腹饮醋最要不得，在两餐之间或是饭后一小时喝最为适宜，既不容易刺激胃肠，又助消化。

如果胃肠功能不是很好的，可以按照1:1的比例加入饮用水稀释后再饮用，或在喝果醋时佐以一些苏打饼干，这样都可以减少对胃的刺激。

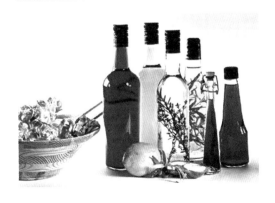

当一回酿醋高手

DIY苹果醋

原料：苹果1000克、陈年醋1500毫升、冰糖适量

步骤：1.苹果洗净后晒干，切块后存入玻璃罐中。

2.加入陈年醋和冰糖，密封存放60天即可，建议稀释后饮用。

功效：疏通软化血管，增强人体的免疫和抗病毒能力，降低血脂，对关节炎和痛风症也有一定的疗效。此外，还能清除体内重金属，对抗衰老。

DIY葡萄醋

原料：葡萄500克、米醋600毫升

步骤：1、将新鲜葡萄洗净后自然风干。

2、连皮带籽一起浸入醋中，浸泡约30天。

功效：消炎利尿，预防血管破裂出血，提升肝功能，抗氧化。

健康小贴士

葡萄含有矿物质铁、钙、磷、镁、钾、核黄素与糖类等营养元素，能生津止渴，补益气血。

在酿制葡萄醋时，葡萄一定要连皮带籽浸入醋中，因为葡萄中含有多酚成分，可以预防心脏病和动脉硬化，而多酚这个成分大量存在于葡萄籽和皮中。

DIY果醋要选用新鲜的水果，这样不仅可以增加果醋的清香，还能使水果中的维生素、矿物质及各种氨基酸充分溶入到果醋中，以提高果醋的保健价值。

如何挑选果醋

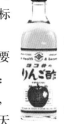

在挑选果醋时，一定要先看外包装上的日期标签，尽量选择新鲜的。

除留意标签外，还要留意醋的颜色和状态：合成醋的液体透明无色，摇动后泡沫瞬间消失；天然酿造醋的液体呈淡黄色，摇动后呈现泡沫，不易消失。

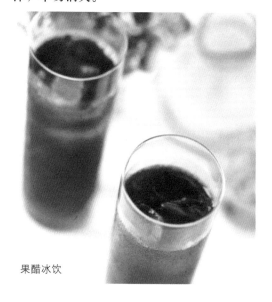

果醋冰饮

让你惊喜的果醋妙用

1.去头屑：苹果醋＋水

材料：苹果醋、水

苹果醋和水以1：3的比例混合调匀，轻轻以混合液体按摩头皮10分钟后用清水冲洗干净，每星期坚持2～3次，可去除让人烦恼的头屑。

2.滋养头发

材料：苹果醋1匙、鸡蛋2个、橄榄油1匙、甘油1匙

打散鸡蛋，慢慢加入橄榄油、甘油及苹果醋，洗发后，将混合液体涂于头发上，轻轻按摩20分钟左右以帮助营养吸收，然后用温水洗净。坚持使用，头发显著增亮，富于光泽。

3.抗老化

"埃及艳后容颜不老的偏方"

材料：苹果醋12毫升、米醋8毫升、水100毫升、珍珠粉1克

将苹果醋和米醋混合在一起，然后将珍珠粉混入醋液中搅拌，尽量使珍珠粉完全溶解。加入水稀释即可饮用。

4.去斑

"好莱坞明星美容的偏方"

材料：果醋、马铃薯

把马铃薯蘸果醋擦脸，10分钟后洗净，如果雀斑明显的话，可以将蘸过醋的马铃薯片贴在雀斑处，15分钟后洗净。

5.淡化皱纹、增加肌肤弹性

材料：胡萝卜果醋、奶粉

将胡萝卜果醋加蒸馏水稀释后再加入奶粉，充分调匀，敷于面部，待自然干燥后，洗净即可。

6.泡脚

材料：果醋、水

大约2000毫升的水加入约10～20毫升左右的果醋。泡脚时，不妨用双手搓揉一下小腿肌肉，或捏一捏脚趾等，效果更加好。用果醋泡脚时，果醋能渗透到皮下组织，起到软化角质和消除腿部疲劳的效果，还能有效帮助人们改善睡眠。

7.补湿、收缩毛孔

材料：苹果醋1匙、番茄2个、绿豆粉2匙

将番茄研磨成茄茸，加入绿豆粉、苹果醋，注意要慢慢加入并持续搅拌，以免结成块状，避开眼部和唇部敷于脸上，15分钟后洗净即可。

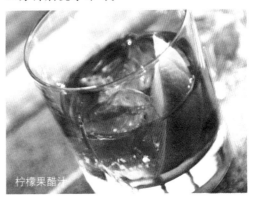

柠檬果醋汁

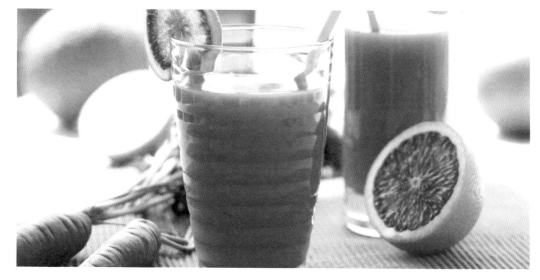

美味果汁营养多

　　炎炎夏日，正是各种果蔬大量上市的季节，如果你觉得大嚼一顿之后仍不过瘾，何不试试另一种美妙的吃法呢？饮用新鲜蔬菜和水果自制的生鲜蔬果汁，不仅营养更为丰富，而且更易被人体消化吸收。

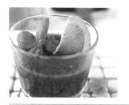 简单　　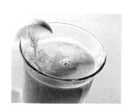 美味　　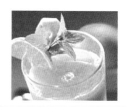 健康

红色果蔬 —— 养肺：
西红柿、西瓜、胡萝卜、草莓等

橙色果蔬 —— 壮骨：
胡萝卜、杏、芒果、橙子、哈密瓜等

黄色果蔬 —— 强化免疫：
南瓜、黄柿子椒、柚子、菠萝、柠檬等

绿色果蔬 —— 护眼：
猕猴桃、芹菜、西兰花、生菜等

紫色果蔬 —— 护肤：
李子、茄子、紫葡萄、紫甘蓝等

白色果蔬 —— 护心：
梨、香蕉、莲藕、洋葱、白萝卜等

享受健康生活的乐趣

● **喝出健康体魄**

新鲜果蔬汁能有效为人体补充维生素及钙、钾、镁等矿物质，有促进新陈代谢、提高机体免疫力及调整胃肠功能等功效，是一种集保健、食疗、美容为一体的综合性饮用品。

● **每天1杯果蔬汁，解决每日的果蔬不足**

日本的营养学家推荐每日吃约350克的蔬菜和200克的水果。可是，实际上只是一日三餐很难确保这个量。而每天喝1杯的果蔬汁，能基本解决1天的果蔬不足。

● **最佳饮用时间**

在早上或饭后2小时后饮用效果最好，尤其是早上喝最为理想。

自制果蔬汁的搭配技巧

制作果蔬汁时，最好选用两三种不同的水果、蔬菜，并且要每天变化着搭配组合，以达到营养物质的吸收均衡。

1.蔬菜色彩不同，所含的营养成分也有所偏重。搭配不同颜色的蔬菜榨汁，营养才会更均衡。

2.有些果蔬中含有一种称为维生素C分解酶的成分，如胡萝卜、南瓜、黄瓜等，与其他果蔬搭配制成饮品，会使其他果蔬所含的维生素C成分受破坏。所以在自制这类新鲜果蔬汁时，可加入柠檬这类较酸的水果或是醋，来预防维生素C受破坏。

3.菠萝、猕猴桃、香瓜、木瓜中，蛋白质分解酶作用很强，如果和牛奶组合，会产生苦味，要注意避免。

哪些果蔬不适合榨汁？

并不是所有蔬菜都适合生吃，一般适合榨汁的有山药、胡萝卜、西红柿、生菜、黄瓜、萝卜、芹菜、香菜等。不合适的有扁豆、菠菜、竹笋、土豆、豆芽等。

榨汁达人经验分享

"榨汁机质量的好坏，决定你的榨汁效果。好的榨汁机，不仅榨汁时间花费得少，果蔬不易氧化，而且榨起汁来干净彻底，出汁量也多。"

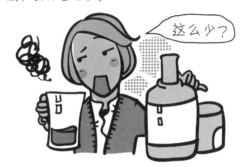

如何挑选一台好的榨汁机

挑选榨汁机时，价格固然是要考虑的因素，但不要忘记品质才是最重要的。

功率是评价榨汁机效率的一个标准。通常功率越大，出汁量越多，榨汁速度也越快。此外使用和清洁是否便捷、售后服务等也都是购买时需要关注的。

果汁机之父108岁长寿

1930年，诺蔓·沃克博士发明了世界上第一款榨汁机。他因为每天喝活性果蔬汁的关系，长寿到108岁。

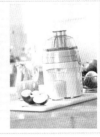

美容王　番茄紫甘蓝苹果汁

● 改善肤质，永葆青春

　　番茄含丰富的茄红素，有预防皮肤老化的功效；紫甘蓝、黄瓜和苹果含丰富的维生素C及各种保湿因子，对皮肤有保湿、增白的美肤功效。

美味指数：★★★　　　营养指数：★★★

健康指数：★★★★

材料

番茄　1个
紫甘蓝　1/4个
黄瓜　1/2个
苹果　1个

■ **提醒：即做即饮**

制作完成后，20分钟内要喝完，否则它会因为接触空气而氧化变色，营养元素也会受破坏。

—— 紫甘蓝　胃溃疡特效药 ——

　　紫甘蓝又称紫洋白菜，相较于绿色洋白菜，含有更多的维生素U。维生素U对胃溃疡有一定的疗效。此外它还含有丰富的维生素C和食物纤维，有美肤和改善便秘的功效；其中的紫色成分，更有消除眼疲劳的功效。

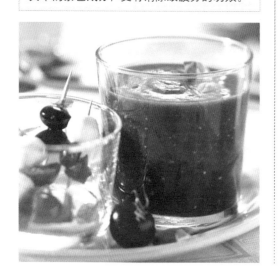

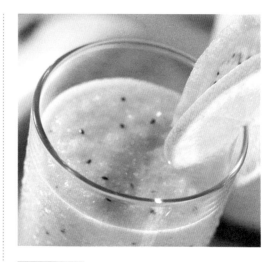

营养王　葡萄猕猴桃汁

● 美味的"感冒特效药"

　　猕猴桃是营养最全面、最丰富的水果，搭配上葡萄、酸奶的营养组合，有对抗老化、预防老年骨质疏松、强化免疫系统的作用。

美味指数：★★★★　营养指数：★★★★★

健康指数：★★★★

材料

猕猴桃　2个
葡萄　200g
酸奶　100ml

■ **提醒：吊起你的好胃口**

炎炎夏日，食欲不佳者饮用它，有助于开胃；白内障的患者饮用，可改善视力减退。

—— 葡萄　预防大肠癌＋抗老化 ——

1.日本营养学家认为，葡萄所含的有机酸，有调节肠内酸碱平衡、预防大肠癌的功效。
2.吃葡萄吐葡萄皮和籽，是一种营养浪费。葡萄籽的营养价值远远超过葡萄的果肉。葡萄籽中含有丰富的原花青素，是强有力的自由基清除剂。

健康王 青汁

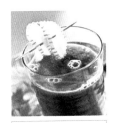

● **把健康留下，把疾病带走**

　　绝妙的平衡组合，能提高人体免疫机能，有预防心脏病、"三高"等富贵病的功效。

美味指数：★★★
营养指数：★★★
健康指数：★★★★

材料
西兰花 150克
明日叶 20克
大麦若叶 20克
帝王菜 20克
蜂蜜 1小匙

明日叶　也就是俗称的长生仙草，是滋补强身、延年益寿的全营养食物。

帝王菜　有"治疗百病的蔬菜"之称，是一种能补充人体矿物质元素和维生素的营养蔬菜。

注意　明日叶、帝王菜这些稀缺蔬菜也可以用茼蒿之类的叶茎菜替代。

健康有据可依

1.美国研究人员发现，多吃深绿色蔬菜能使人体罹患胰腺癌的风险减少。
2.俄亥俄州大学研究结果显示，叶子呈深色的绿色蔬菜中，有一些抗生素能起到预防白内障的作用。

不能加白糖

　　对于带苦味的饮料，可加蜂蜜调味，但不能加白糖，因为白糖要消耗体内很多的维生素B_1、B_2和钙等营养元素。

夏日推荐

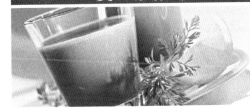

苹果菠萝生姜汁

● **解渴大作战**

　　解渴的健康饮品。如果感觉身体不适，喝一点的话，一定对你非常有益处。

材料
菠萝 1/3个
苹果 1/2个
生姜 1小块

不加冰的清凉可口

　　在果蔬汁中加入冰块，会淡化饮料的口感、削弱营养元素，不妨在榨汁前先将原材料放入冰箱冰镇。

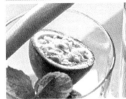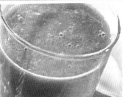

胡萝卜南瓜鲜奶

● **食物也防晒**

　　胡萝卜、南瓜制成的甜品，在炎炎夏日吃，不仅清凉可口，还有防晒的功效。

材料
胡萝卜 50克
南瓜 50克
牛奶 半杯
蜂蜜 适量

做法：1.南瓜切成一口大小放入耐热容器，盖上保鲜膜在微波炉中加热1分钟，取出去皮。2.胡萝卜切片和南瓜一起放入搅拌机中，调入牛奶、蜂蜜搅拌。

混合坚果更可口、营养

　　美味且营养丰富的杏仁、核桃、花生、栗子等坚果类，非常适合做果蔬汁的浇头。

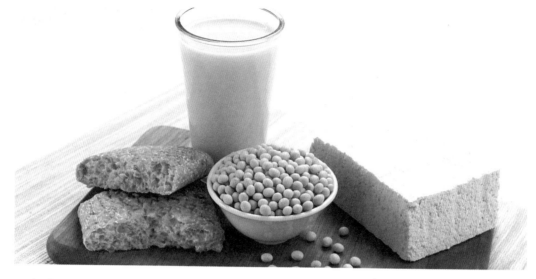

喝豆浆，添健康

春秋饮豆浆，滋阴润燥，调和阴阳；夏饮豆浆，消热防暑，生津解渴；冬饮豆浆，祛寒暖胃，滋养进补。

每天3杯豆浆，让我健康长寿

到目前为止，我已经喝了十多年的豆浆。刚开始时，我并不知道它对什么有效，只是听到一些人说它对健康很有帮助，所以就开始喝了起来。我个人认为那时的豆浆并不好喝，所以家中除了我以外，都不愿意喝。好多年来，我每天坚持在餐后喝一杯豆浆。渐渐养成习惯后，也就不觉得豆浆难喝了。

在健康方面，我并没有必须要特别注意的地方，所以我并不晓得豆浆在哪一方面发生了效用。不过我已经活了一大把年纪，却不曾患过癌症、糖尿病、高血压等疾病，身体算得上硬朗。

据说，持续喝豆浆能够预防老年痴呆症，现在我已九十岁了，还能耳聪目明、头脑清晰，很可能就是受益于豆浆。

我用豆浆养颜

自打步入中年，我体形上的变化并不大，可脸上却渐渐出现了一片片"黄褐斑"，皮肤更显晦暗，无光泽，甚至还干巴巴的，易起皮，给人一种病态感。我曾去过美容院做脸，也在商厦买过各种去斑霜、防晒霜，钱是花了不少，但看不出明显效果。

从报纸上我重新认识了豆浆，原来豆浆对人体大有好处，于是我决定喝豆浆试试。在同事的极力推荐下，我购买了豆浆机，用它做豆浆十分方便，它由微电脑控制，只要加入泡好的黄豆和清水，插好电源，机器自动磨浆、滤浆、煮浆。十几分钟后，新鲜卫生的热豆浆就制成了。

早晨喝碗豆浆，一上午都有劲，身体感觉特别舒服。现在，喝豆浆已成了我生活中的习惯，不喝都不行，上瘾了。自喝豆浆以来，什么美容膏、祛斑霜等，我再也没在这些上面花过钱，不知不觉我发现脸上的黑色素浅了。开始，我不大相信，每天对着大衣柜镜子，照来照去的。一年多时间，奇迹出现了，豆浆在我身体内起了作用，脸上的黑色素淡了许多，脸色变红润了，连眼角下的小皱纹也不见了，人也变年轻了。

豆浆中的营养成分与食疗功效

● 增强体质，提高免疫力

大豆蛋白：人体蛋白每三个月就要更新50%，如果蛋白质长期缺乏，就会导致抗病能力下降，给健康带来威胁，对老年人在自身合成蛋白减少的情况下，补充充足的蛋白质，显得更加重要。

豆浆中的蛋白质为优质植物蛋白质，含8种人体必需氨基酸，且含有较多的赖氨酸，对人体的多种疾病有预防和治疗的作用。豆浆中的蛋白质极易被人体吸收，据科学测试，鲜豆浆的消化吸收率高达95%，远高于煮大豆（65%）、全脂豆粉（80%）、脱脂豆粉（85%）等。

● 预防骨质疏松

钙质：钙是构成骨骼和牙齿的主要成分，大豆中含丰富的钙质，中老年人经常饮用，可预防骨质疏松。

● 血管清道夫

大豆皂甙：可抑制血清中脂类的氧化，降低血液中胆固醇和甘油三脂的含量。

大豆磷脂：对于抗衰老有特殊的保健作用，能提高细胞代谢能力，增强细胞消除过氧化脂质的能力，从而起到延缓衰老的作用。

● 改善妇女更年期症状

异黄酮类：大豆异黄酮类为一种天然的植物雌激素，对于热潮红、失眠、躁动、忧郁、关节肌肉酸痛、心悸等更年期症状，有明显改善效果，此外还具有防治乳腺癌、子宫癌症的功效。

● 利肠通便

大豆低聚糖：有促进双歧杆菌生长繁殖、改善肠内细菌群结构、改善排便、防止便秘和腹泻、降低血清胆固醇、降低血压、增强肌体免疫力、抗癌及保护肝脏、生成营养物质等作用。

大豆纤维：有预防动脉硬化、冠心病、糖尿病，改善大肠功能等作用。

84

豆浆PK牛奶　　　　**喝牛奶好还是喝豆浆好？**

成分	蛋白质	脂肪	钙	磷	铁	钠	钾	烟酸
100ml豆浆中的含量	2.56g	0.98g	56.00mg	66.00mg	1.30mg	74.0mg	154.0mg	1.1mg
100ml牛奶中的含量	2.30g	3.20g	102.00mg	90.00mg	微量	50.0mg	144.0mg	0.1mg

喝豆浆是不是比喝牛奶好？

很多人都在问，用豆奶能不能替代牛奶，喝豆浆是不是比喝牛奶好。营养学家范志红博士给出了回答。

豆浆与牛奶相比，有5大优势：

1.豆浆中含植物性保健成分，包括大豆异黄酮、大豆皂甙、大豆多糖、大豆低聚糖等。这些对于预防多种慢性疾病均有帮助。牛奶中则没有这些成分。

2.豆浆中含维生素E和不饱和脂肪酸，饱和脂肪酸含量低，不含有胆固醇。

3.豆浆中含有膳食纤维，且以可溶性纤维为主。而牛奶中是没有膳食纤维的。

4.豆浆热量偏低，蛋白质和脂肪比例超过2:1，而牛奶不到1:1。

5.作为植物性食品，大豆的污染危险相对于动物性食品要小得多。毕竟豆子难以作假，自己打豆浆也避免了任何加工中的可能污染和掺假环节。

豆浆与牛奶相比，也有不及之处：

1.钙含量低。

2.含低微维生素A、不含维生素D。

3.维生素B2和B6的含量明显低于牛奶。

喝豆浆的禁忌

1.不宜空腹喝豆浆。空腹喝豆浆后，豆浆中的蛋白质大部分会在体内转化成热量而被消耗掉，不能充分起到补益作用。

2.一次不能饮过多。一次性饮得过多（一天超过2次，一次超过300毫升），易致腹胀，胃部不适，严重者还会出现腹泻。医学上称为"过食性蛋白质消化不良症"。老人、婴幼儿更要慎重。

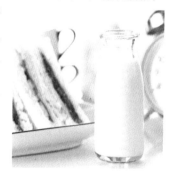

要想发挥豆浆的优势，弥补其不足，只需在每天喝一碗豆浆的同时注意三点：

1.记得每天在日光下活动至少半小时，获得足够的维生素D，以起到促进钙吸收和强健骨骼的作用。

2.每天吃一个鸡蛋，以获得其中的维生素A、维生素D和维生素B2、维生素B6。

3.吃半块豆腐，或一大勺芝麻酱加上半斤青菜，以保证钙的摄入量。

自制豆浆——引领健康生活新潮流

自制豆浆VS外卖豆浆

1.外卖豆浆的豆子质量难以得到保证

自己在家做豆浆会充分挑拣豆子，如死豆、坏豆、虫豆都能全部挑出来，而且豆子可以得到充分的浸泡，豆子也会清洗得干干净净。而外卖豆浆所用的豆子很难得到保证，豆浆的卫生就更不好说了。

2.是否充分煮熟

生豆浆中含有皂毒素和抗胰蛋白酶等有害成分，食后不能被肠胃消化吸收，易发生恶心、呕吐、腹泻等中毒症状，但以上物质在充分煮开后会被分解。

豆浆在熬煮过程中会经过"假沸腾"这个阶段，就是豆浆的泡沫多，好像已经煮开了，但实际并未煮开，还需继续熬煮一段时间才能真正煮熟。

外卖豆浆的煮熟度很难得到充分的保证，自制豆浆就无此担忧。

3.新鲜程度

豆浆属于高蛋白食物，对人类来说营养价值极高，但同时也是细菌繁殖的极好营养源。尤其是夏季，豆浆最好在做出2小时内喝完，否则极易腐败。

自制豆浆能做到"什么时候想喝，什么时候制作"，既能及时地喝上干净、卫生的豆浆，又能充分保证豆类原料的新鲜。而外卖豆浆往往早上做好了要卖上一天，无法做到即做即饮，在新鲜度上要差一些。

喝豆浆不可不知的小知识

新鲜度：豆浆做完2小时内喝完，尤其是夏季，否则易变质。

浓度：优质豆浆应有股浓浓的豆香味，浓度高，凉时表面有一层油皮，口感爽滑。

煮熟度：提防假沸腾，豆浆用大火煮沸腾后要改以文火熬煮5分钟左右，彻底煮熟煮透，否则饮用后易发生恶心、腹泻等中毒症状。

做豆浆，先泡豆

大豆外层是一层不能被人体消化吸收的膳食纤维，妨碍大豆蛋白被人体吸收利用。做豆浆前先浸泡大豆，可使其外层软化，再经粉碎、过滤、充分加热后，可相对提高大豆营养的消化吸收率（可达90%以上，煮大豆仅为65%）。另外，因为豆皮上附有一层脏物，若不经浸泡很难彻底洗干净。用干豆做出的豆浆在浓度、营养吸收率、口感、香味等方面都比不上用泡豆做出的豆浆。

对于制作豆浆而言，豆子的浸泡时间也有讲究：一般在6～16个小时，冬季浸泡时间稍长，夏季浸泡时间则相对要短一些；豆子浸泡时间短了，则出浆率不高；豆子浸泡的时间过长，豆子会变馊，影响豆浆的卫生质量，尤其是夏季，这一点更为关键。

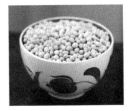

花式豆浆，越喝越健康

春季

麦枣豆浆

【益处】滋阴润肺、补脑强心、益气补血。

【配料】干黄豆1/2杯、麦片1/2杯、大枣10枚

燕麦豆浆

【益处】适用于肝胃不和引起的食少纳差、大便不畅，及高胆固醇、高血压、动脉硬化、糖尿病等保健饮用。

【配料】干黄豆1/2杯、燕麦1/2杯

夏季

五色消暑饮

【益处】清热生津、解暑利尿。

【配料】干绿豆30克、干红小豆30克、干黄豆30克、燕麦片10克、黑米10克

小米绿豆浆

【益处】健脾胃、清虚热、解毒。

【配料】干绿豆1/3杯、干小米1/3杯、葡萄干20粒左右

玉米小米豆浆

【益处】健脾和胃、利水通淋。对老年人久病后脾胃亏虚者甚佳。

【配料】干黄豆1/2杯、干玉米糁1/5杯、干小米1/5杯

秋季

枸杞小米豆浆

【益处】滋补肝肾、明目安神。

【配料】干黄豆1/2杯、干小米1/3杯、枸杞20粒

荞麦大米豆浆

【益处】降压、降脂。

【配料】干黄豆1/2杯、干荞麦1/5杯、干大米1/5杯

冬季

核桃花生豆浆

【益处】养血健脾、润肺化痰、润肠通便、健脑益智。

【配料】干黄豆1/2杯、大米1/2杯、花生20粒、核桃仁5瓣

黑豆芝麻豆浆

【益处】滋补肝肾、利水下气。

【配料】干黑豆1/2杯、黑芝麻1/5杯、干黄豆1/2杯

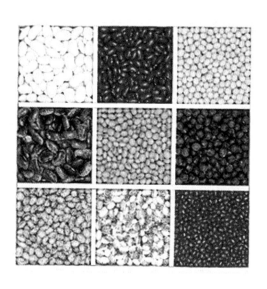

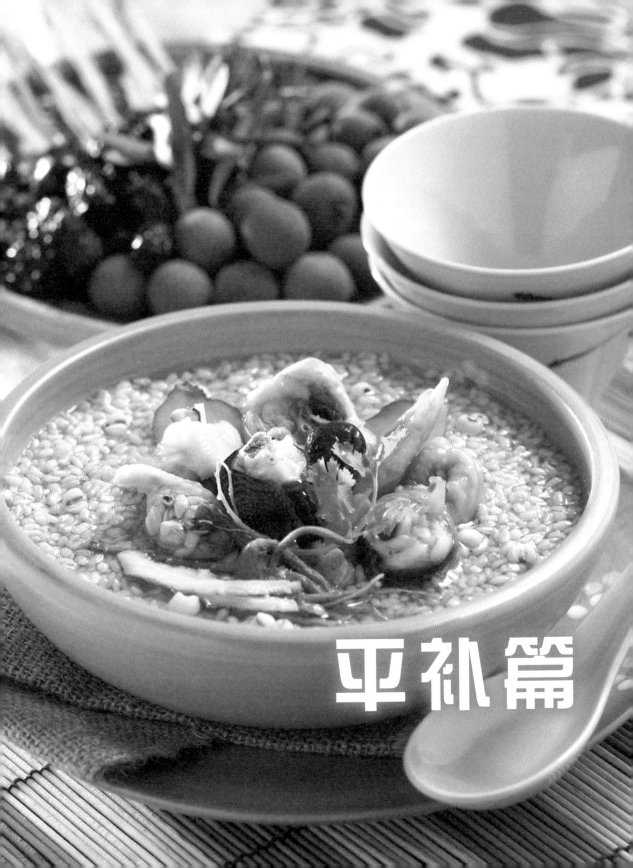

平补篇

88

享受奶酪，享受健康

奶酪是西方家常必备的食品，几乎人人得而食之，食而喜之。而如今，这个西方传统美食正逐渐受到东方人的推崇，特别是年轻人；但这绝不意味着奶酪只是年轻人的专属品，其实我们中老年朋友比起他们，更需要奶酪，享受它给我们带来的健康生活。

法国人均年食20公斤
中国只有0.4公斤

奶酪是法国人餐桌上不可或缺的东西，也因其奶酪的产量、品种异常丰富，故法国也被称为"奶酪之乡"。浪漫的法国人甚至还这样形容奶酪，"拥有了奶酪，就等于拥有了幸福"。

国家	奶酪消费(每人每年)
法国	20公斤
瑞士	20公斤
美国	11公斤
中国	0.4公斤

奶酪让人发胖?

有人说奶酪使人发胖，是夸大了事实，其实，奶酪与其他食品一样，过量食用才会发胖。

奶酪，牙齿的福音

蛀牙是中老年朋友常常头疼的问题，最新研究表明，常吃奶酪有助于防止蛀牙。原理是：奶酪可以增加口中的唾液分泌量，并中和口腔中的酸性物质；奶酪中的钙和磷还为牙齿表面涂上了一层保护膜。因此吃奶酪是保护牙齿最为简单有效的方法。

奶酪是全家老小都可享受的营养珍品

很多人不太习惯奶酪的味道，认为它是年轻人的食物，避之不及，其实这是对"奶酪"的误会和偏见。奶酪并不是低龄食品，它是全家老小都可以享受的营养珍品，它的蛋白质、钙质、维生素的含量相当高，食用起来对健康大有好处。

奶酪就像中国的豆腐一样，有些味道较平和，有些则较臭，而这些臭奶酪就似臭豆腐般，闻着味道不太好，吃起来却很诱人。当然，就算在法国，也同样有很多人无法习惯这些臭奶酪的气味。如果你刚开始吃奶酪，可以选择些口感温和顺口的鲜奶酪。

价格稍贵，但绝对物有所值

奶酪营养价值非常高，当然价格对老百姓而言也不菲，特别是一些高价的进口奶酪，的确让人有些望而却步。但是这样的价格配以奶制品之王的身份，又绝对物有所值。一片10克干酪富含的营养价值远远超过100克牛奶所能提供的，而且吸收更全面。

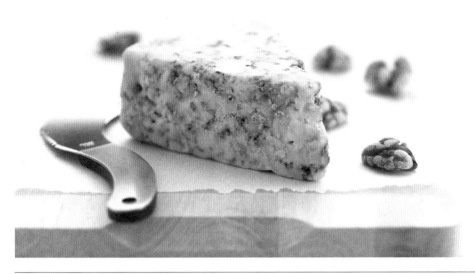

比起年轻人，中老年人更需要奶酪

1.喝牛奶不如吃奶酪

许多中老年朋友习惯喝牛奶，以补充蛋白质和钙质，但你知道吗，喝牛奶不如吃奶酪？奶酪是一种发酵的奶制品，是奶制品家族的营养之王，它是所有奶制品中含钙量最高的，不仅维生素A、B、D的含量是普通牛奶的好几倍，还富含人体所需的各种矿物质如钙、磷、镁等。而且，在奶酪的生产过程中，蛋白质的消化性也随之提高了，也就是说奶酪的蛋白质比鲜奶的蛋白质更容易被人体吸收。

2.调整胃肠功能，
让衰老的脚步再缓慢一些

有些奶酪中添加有增强人体免疫功能的益生菌，能帮助维持人体肠道内正常菌群的稳定和平衡，可抑制肠内腐败，延缓老化，是长寿的关键。

许多中老年朋友反映，喝牛奶会有反胃、胀气甚至腹泻的反应。

解决方法：不习惯喝牛奶的人可以尝试吃奶酪，其营养成分和牛奶是相同的，却可以避免发生乳糖不耐的症状（反胃、胀气、腹泻）。

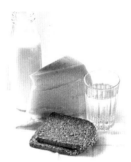

奶酪妙用：睡前红酒配奶酪，帮助入睡更减脂

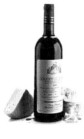

睡前30分钟饮一杯红酒，再配上一两片奶酪，不仅可以帮助入睡，还可以加速新陈代谢，让你在睡眠中不知不觉就可以燃烧掉脂肪。

常见的奶酪品种

1.鲜奶酪：口感柔软湿润，有咸有甜，可以当点心直接食用。

2.花皮软质奶酪：质地柔软，奶香浓郁，是发酵成熟的奶酪；表皮常常覆盖着白色的真菌绒毛。7月到11月间，搭配新酒（红、白葡萄酒）食用味道极好。

3.蓝纹奶酪：用羊奶制成，因发酵而带有蓝绿相间的大理石花纹，气味强烈。

4.硬质未熟奶酪：口感温和顺口，可以保存较长的时间。且易于溶解，常被用于菜肴烹调上。

| 奶酪趣闻 |

世界上最臭的奶酪

2004年，英国克兰菲尔德大学的斯蒂芬·怀特博士进行了一次别出心裁的试验，评出了世界上最"臭"的奶酪。经过一系列繁琐的测试，一块来自法国南部的奶酪一举夺魁，成为"臭"味之王。

当你初次闻到这款奶酪时，根本无法想象它是由牛奶做成的。专家介绍，这种奶酪可以说是"披着狼皮的羊"，你千万别被它的气味吓倒，其实它的口感远不如它的气味来得"刺激"。

让奶酪更美味的3种吃法

尽管奶酪的营养价值已经被越来越多的人认可，但是初次品尝那种怪怪的口味总让人有些难以接受。因此爱上奶酪需要一个过程，刚开始可以选择味道比较平和的奶酪，或者将奶酪和其他食品搭配来吃，不同食品的口味互相调配，会让你很快喜欢上这种味道奇特的舶来品。

1.奶酪三明治

将切片面包的边去掉，在面包上涂上适量奶酪，再加上适量时蔬与火腿，然后将其对角切成三角状，用保鲜膜包好，放入冰箱。吃的时候，放在微波炉里稍微热一下，让奶酪的香味充分渗透到面包里面。

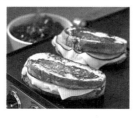

2.奶酪火锅

在火锅底料中放一小块奶酪，化成香浓的汤，用来涮牛羊肉及蔬菜，可以增加鲜美的感觉。习惯这样的吃法以后，可以将奶酪调料加倍，制成浓稠的汤料，这样的口感更加浓郁。

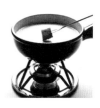

3.奶酪色拉

各类水果切块后盛入盘中，将色拉和奶酪按照6∶1的比例进行调配，然后与水果尽情搅拌，使之融合。奶酪融化后还能让色拉增加牛奶的香味，口感相当不错。

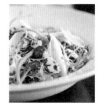

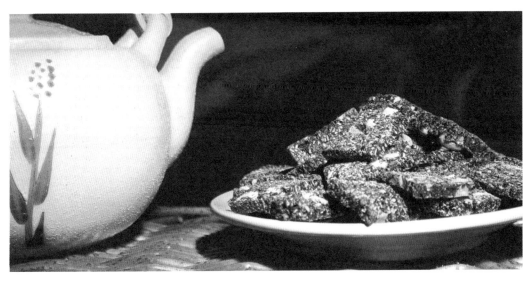

吃芝麻，变年轻

别看芝麻小小不起眼，经常服用，却能补五内，益气力，坚筋骨，明耳目，让你延年益寿，返老还童。

民间传说　长寿仙饭：黑芝麻米饭

相传，有一胡姓之人，年刚四旬，就体弱多病，未老先衰，为寻求健康长寿之法，他来到天台山。天台山上，一位仙者赐了他一碗长寿仙饭 —— 黑芝麻米饭，说长期吃它，可强身健体，延年益寿，让人返老还童。从此，他每天在米饭中掺以芝麻，食之不久，果觉精神倍增，颜面红润，连头发也变得乌黑油亮了。

久服发乌、眼明、身轻、不老

1. 抑制老年斑，美容养颜

芝麻中含有抗衰老功能的维生素E和硒，能减少体内脂褐素的积累，促进新陈代谢，延缓衰老。特别是其丰富的胱氨酸和维生素B、维生素E含量，可增加皮脂分泌，抑制老年斑、色素斑的形成。

2. 防脱发，让白发返黑

中老年防脱发，除了养发外，更为关键的是要补气血与肾精。常吃芝麻不仅有"填精"、"益髓"、"补血"的功效，且其丰富的蛋白质、氨基酸、维生素E、卵磷脂成分，又可防止头发过早变白或脱落，给头发全面的营养。

3. 让血管变年轻

芝麻中含的脂肪酸，大多数是对身体有益的不饱和脂肪酸，可促进胆固醇代谢，预防动脉粥样硬化及心血管疾病。

古人这样赞芝麻

★《神农本草经》中记载："补五内、益气力、长肌肉、填髓脑，久服轻身不老。"

★《本草纲目》中称："益气力，长肌肉，填脑髓，久服，轻身不老，坚筋骨，明耳目，耐饥渴，延年。"

★东晋著名的医药学家和炼丹术家葛洪说："服至百日，能除一切痼疾，一年身面光泽不饥，二年白发返黑，三年齿落更生，四年水火不能害，五年行及奔马，久服长生。"

★苏东坡亦说："以九蒸胡麻，用去皮茯苓，少入白蜜为饼，食之日久，气力不衰，百病自去，此乃长生要诀。"

白发变黑的民间验方

1. 取黑豆、黑芝麻、大枣、首乌、熟地各40克，当归、川芎各10克，加入60度米酒750毫升浸泡15～20天后，每次口服10毫升，每日3次。

2. 当归、黑芝麻各250克，红糖适量。将当归、黑芝麻熟炒后研成细末。每次饭后用红糖水冲服1勺，每日服3次，连服2个月。

芝麻含有人体所需的多种营养素

◎蛋白质含量多于肉类。

◎含有油酸、亚油酸、亚麻酸、棕榈酸、卵磷脂等对身体有益的不饱和脂肪酸。

◎含钙量为牛奶的2倍，磷和铁的含量也甚为惊人。

◎含有维生素A、维生素D及丰富的B族维生素。

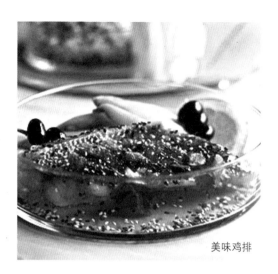

美味鸡排

让芝麻功效最大化的吃法

持续每天少量地吃些芝麻，是让芝麻效用最大化的健康吃法。摄取量每日约10克。

芝麻表面有一层硬膜，只有把它碾碎，其中的营养素才能被人体充分吸收。熟炒过后，芝麻外皮被弄破，消化吸收会变得更好，其抗氧化作用也会变得更强。

①黑芝麻粉：

将芝麻炒熟后磨碎成粉，早餐时与蜂蜜一起搅拌，涂在面包上；或是将黑芝麻粉配以核桃粉（约20克左右）服用，可改善睡眠质量，常用于治疗神经衰弱、失眠、健忘、多梦等症状。

②芝麻盐：

取芝麻适量，白芝麻或黑芝麻均可，小火炒至微黄，出锅后放入适量细盐，用搅拌机或是擀面杖等工具把芝麻与盐一起碾碎。做凉拌菜或是食粥时，放入少许，既能添味又能保健。

什么时间吃芝麻最好？

早上是补充营养品的黄金时间，所以说早上是吃芝麻最好的时间。

黑芝麻含油脂比较多，晚上吃不易消化，影响睡眠质量。

> **提醒：芝麻吃过量会脱发**
>
> 芝麻虽然有乌发、防脱的功效，但过量食用，会引致脱发危机，最适合的食量是春夏二季，每天半小匙；秋冬二季，每天一大匙。

黑白芝麻的区别

食用以白芝麻为好，药用以黑芝麻为良

芝麻分黑白两种，从营养科学看，无论黑芝麻、白芝麻都是营养丰富的食物，只是人们习惯上认为黑芝麻更香。

黑芝麻的脂肪含量为46%，白芝麻为40%，二者含量都高；维生素E的含量，黑芝麻每百克中含50毫克，白芝麻每百克中含38毫克。

一般来说，白芝麻可作为榨油用，如制成麻油；黑芝麻吃起来比较香，可作为糕点辅料，或是以它入药，治疗体虚、便秘、头晕、眼花、耳鸣等症。

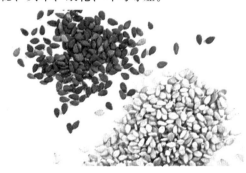

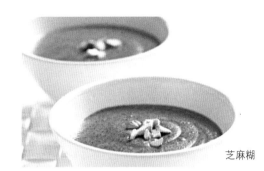

芝麻糊

芝麻＋山药＝补钙

芝麻的含钙量很高，仅次于虾皮，山药有促进钙吸收的效用，两者的结合，可谓大大强化了补钙的功效。

菜肴：黑芝麻山药羹、芝麻山药卷、芝麻山药粥、山药芝麻汤圆

功效：在给身体补充营养的同时，可排除血液中钠含量，预防高血压。

芝麻＋海带＝健脑、补血

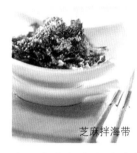

芝麻拌海带

芝麻含有丰富的亚油酸、卵磷脂等营养成分，有健脑的功能；海带中富含的碘类物质，是大脑中不可缺少的营养成分。且芝麻和海带都含有丰富的铁质，二者搭配同食，让营养加倍，健脑、补血的功效更为显著了。

菜肴：芝麻海带拌金针菇、芝麻海带拌小黄瓜、芝麻海带冬瓜汤、芝麻海带排骨汤

功效：净化血液，养颜美容，延缓衰老。这道菜肴是甲状腺机能低下者的最佳食品，更可防治肾功能衰竭及老年性水肿。

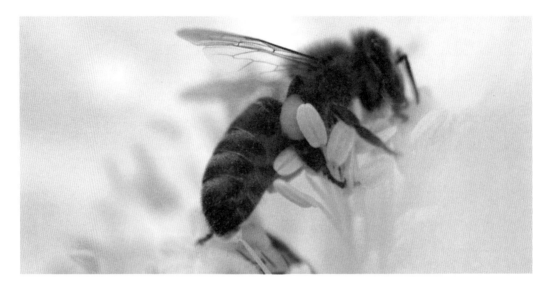

蜂蜜：小东西，大用处

许多国人都热衷于昂贵的补品，什么冬虫夏草、野参灵芝，无不希望借其能延年益寿，却没有注意到，那些看似寻常，容易得到而又物美价廉的蜂产品才是真正让你长寿的营养珍品。

蜂蜜与长寿

我国梁代名医陶弘景，把蜂蜜列入三十多种长寿药之中，他说："道家之丸，多用蜂蜜，修仙之人，单食蜂蜜，谓能长生。"

著名生物学家尼古拉·齐金博士在著名的"寿星之乡"高加索地区选取多位百岁以上的老人调查发现：这些健康长寿的老人都有常年服用蜂胶的习惯。

因蜜而长寿：养蜂员萨法多·侯赛因在他138岁高寿时告诉医生，坚持服用蜂产品是他长寿的主要原因；107岁高龄的古希腊医学鼻祖希波克拉底，经常食用蜂蜜，他

认为蜂蜜与食物并用，可以滋补和促进健康；著名数学家苏步青教授，他的长寿秘诀中，首要的一条就是坚持每天早晨喝一杯蜂蜜水后进行晨练；我国杰出的医学家叶桔泉教授长期坚持服用蜂产品，90多岁时仍精力充沛地从事科研工作。

因蜜而健康：1954年，年逾80岁高龄的罗马天主教教皇皮奥十二世突患重病，在西医用尽各种药物、治疗无效的情况下，一位叫盖齐的自然疗法医生建议他服用蜂王浆一试。结果，教皇竟奇迹般转危为安并恢复健康。

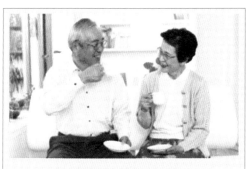

想年轻就喝蜂蜜

著名的波斯智者、医学神童阿维森纳把蜂蜜视为青春之源，他说："假如你想保持年轻，就食用蜂蜜。"

蜂蜜是怎样形成的？

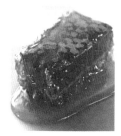

蜜蜂从源植物中吸取花蜜，带回蜂箱后，从蜜囊中将花蜜吐入蜂巢中，再通过蜜蜂反复吸入吐出，在其中加入体内的酶，使采集来的花蜜中的多糖转化为葡萄糖和果糖，并利用振翅产生的暖风将水分减少到20%左右。成熟蜂蜜就此基本形成，人们再利用摇蜜机的离心作用，获得成品原质蜂蜜。

蜂蜜来之不易
蜜蜂绕地球6周＝1公斤花蜜

一只小小的蜜蜂，一生中所采集的蜂蜜仅有1茶匙，而这需要它在花与蜂箱之间往返3万次。为得到1公斤花蜜，蜜蜂必须这样飞行300～500多万次，而这个距离相当于绕着地球飞6周。

世界上最贵的蜂蜜

土耳其黑海地区的安紫尔蜂蜜被称为世界上最贵的蜂蜜，售价约为每公斤245美元。该蜂蜜采集十70多种不同的花朵。由于当地的花卉常年受到来自黑海海水蒸发的雨水浇灌，故具有许多特别的药效。

中老年人重要的营养源

一、含有丰富的营养元素

1.维生素的高效利用：蜂蜜含有丰富的维生素B_1、B_2、B_3、B_6及维生素C。维生素在体内会被活性型维生素改变。虽然蜂蜜是被人体初次吸收，但由于蜂蜜本身就属于活性型维生素，所以在体内能被有效吸收。

2.含有丰富的微量元素：蜂蜜含有门捷列夫元素周期表中排列的所有微量元素。微量元素在营养中比维生素更重要。食物消化过程中，能量的转化和活细胞构成都要依赖它们。

3.食物中含酶最多的一种：蜂蜜中含有淀粉酶、脂肪酶、转化酶等，可以帮助人体消化吸收和物质代谢。

二、无须消化分解就可吸收

蜂蜜中含有大约35%的葡萄糖、40%的果糖，这两种糖都是单糖，不经消化可直接被人体吸收利用。因此蜂蜜可被迅速吸收进入血液，提高身体能量。

三、抗菌力强

蜂蜜为酸性食品，pH值为4，它的酸性环境不利于细菌的繁殖，而且蜂蜜中的糖分会与水分子发生反应，吸尽水分，使得微生物不能生存。

蜂蜜+牛奶＝能量升级

德国总理施罗德的标准早餐：牛奶+蜂蜜+面包

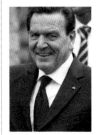

《圣经》里说："天堂，就是有牛奶加蜂蜜的地方。"蜂蜜与牛奶搭配食用，能起到最佳的互补效果。不仅能提供人体活动所需的足够热能，健康物质也更全面。特别是牛奶和蜂蜜中都含有能治疗贫血症的铁等矿物质，两者的分子结构能很好地结合，有效提高血红蛋白的数目，并产生酵素分解体内有害菌，增强免疫力。

食用大有讲究

蜂蜜兑水服用，水温切勿超过60度，原因是蜂蜜中的酶及维生素等生物活性物质对热稳定性较差。

夏天，可用冷开水冲兑饮用，能消暑解热。

每天早起空腹喝淡盐水，每天晚上睡前喝蜂蜜水。便秘者可早起喝蜂蜜水，有助于排便。

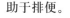
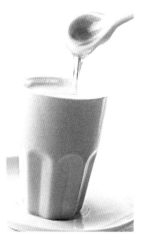

空腹饮用蜂蜜水，时间长了易导致胃酸过多而得胃溃疡。

中老年人喝蜂蜜的最佳时间在饭前1～1.5小时或饭后2～3小时。胃酸过多或肥大性胃炎，特别是胃和十二指肠溃疡的患者，宜在饭前一个半小时服用温蜂蜜水；而胃酸缺乏或萎缩性胃炎的患者，宜食用冷蜂蜜水后立即进食。

如何挑选优质蜂蜜

别看蜂蜜种类多，但功效大同小异，一般来说，浅色蜜比深色蜜口感好，价格较高；深色蜜口感不佳却比浅色蜜营养丰富，价格相对较便宜；目前超市架上瓶装蜂蜜主要是一种以油菜为主的混合蜜，经济实惠。

如果你想让蜂蜜特别"关爱"身体的某个部位，可以选一些单花蜜长期服用，如美容养颜可以选择苕子蜜、野玫瑰蜜；益肺可以选择枸杞蜜、柑橘蜜、枇杷蜜；而桂花蜜、五味子蜜、枣花蜜、柑橘蜜、芝麻蜜则对胃有好处。

专家教你如何鉴别蜂蜜优劣：1.在散射光下观察为白色，上下色泽均匀一致，透明度高。2.用筷子挑起蜂蜜时，筷子头上的蜜汁和液面形成一根又细又长而且很有拉力的丝条，断丝后迅速缩成珠状。3.蜂蜜与水混合，放置一天后仍无沉淀。

贴士：

蜂蜜结晶并不是质量问题

蜂蜜结晶是一种物理现象，温度低了，蜂蜜就容易结晶，温度高了结晶蜜就会溶解，食用并不影响蜂蜜的口味和营养效果。

蜂蜜不能与豆腐、韭菜同食

蜂蜜与豆制品或是韭菜、菠菜同食易导致腹泻，营养价值也将遭到破坏。

蜂蜜的多样吃法

1.欧洲人最爱以蜜代糖

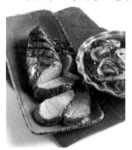

由于蜂蜜很好消化，很多欧洲国家几乎用它代替了所有糖类使用。特别是在做肉类或鱼的料理时，以蜜代糖，不仅可以去除肉的酸味和鱼的腥味，而且让肉感更为鲜嫩。在烤鸡、烤鸭时，用一点枣花蜜，颜色和风味都更佳。

提醒：蜂蜜怕高温，加热时以不超过60℃为佳，否则会破坏其中的生物活性酶，降低其营养价值。

蜂蜜料理推荐

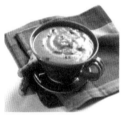

◀ 咖喱口味的蜂蜜白薯汤

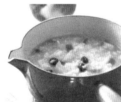

▶ 蜂蜜葡萄干煮苹果粥

2.日韩喜好蜂蜜柠檬茶

都说日韩的女人最会保养，很大一部分功劳来自她们喜欢喝的蜂蜜柠檬茶。蜂蜜和柠檬的组合可消除疲劳，美容排毒。

做法：3个柠檬添加1公斤蜂蜜。柠檬洗净晾干，切成薄片，调入蜂蜜腌制。柠檬的果汁渐渐会渗出，黏稠的蜂蜜变得稀薄，柠檬片会漂浮起来。拧紧盖子后把瓶子来回颠倒几次，没有气泡后，倒置着放在冰箱里。

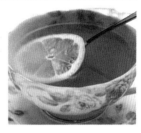

喝法：清晨喝杯温开水或矿泉水，加一两片蜜渍柠檬和适量蜂蜜汁；或是喝红茶时加入1片蜜渍柠檬，这样可预防感冒。

提醒：
1.柠檬连皮腌制，营养价值更高。进口柠檬表面覆有一层果腊，清洗的时候可在手心放一点儿盐轻搓。
2.每次不要做太多，随吃随做。因为时间一长，柠檬的皮会变苦，泡出来的茶没有清香味儿。大约1周左右吃完的量最佳。

3.美国人爱喝蜂蜜酒

古时北宋诗人欧阳修向皇帝宋仁宗推荐却老延龄的食物，就是蜂蜜酒。蜂蜜酒能和血疏风润肺，对患有神经衰弱、失眠、性功能减退、慢性支气管炎、高血压、心脏病等慢性疾病患者，大有裨益。

蜂蜜酒始见于我国公元前780年周幽王的宫宴中。英国与波兰是国外最先有蜂蜜酒的国家。但在蜂蜜酒酿制工艺上，取得非凡成就的还是美国。

1984年，美国的C·本尼迪克特提出酿造蜂蜜酒时，可以加入各种香料以及调味品，如三叶草、生姜、迷迭香、各种草药及营养品等，并调制了许多美味的蜂蜜酒，风靡全球。

蜂产品营养与功效大比较

名　称	蜂　蜜	蜂　胶	蜂王浆	蜂花粉
特征	黏性透明或半透明液体。分为天然蜜和甘露蜜两种。天然蜜：蜜蜂采集花蜜酿造而成；甘露蜜：蜜蜂采集植物的叶、茎的蜜露或昆虫代谢物所酿制的蜜。	蜂胶是蜜蜂从植物芽孢或树干上采集的树脂（树胶），混入蜜蜂口器中腺体的分泌物，再和花粉、蜂蜡加工制成的一种胶状物质。味苦，有芳香气味。	工蜂乳腺分泌出来的浆状物质，是蜜蜂体内的精华，蜂王终身唯一的食物。具有麻、辣、酸、涩及香味，呈浅黄色或白色奶油状。	蜜蜂从植物花中采集的花粉经过蜜蜂加工成的花粉团。
营养价值	在人体内产生的热量相当于牛奶的15倍，维生素B的含量相当于苹果的16倍。	被称为天然抗生素，最大的特点就是富含黄酮类和萜类化合物。有抗菌和抑癌的作用。	特有王浆酸、乙酰胆碱、多种酶、类胰岛素以及"神秘的R物质"。	全能营养库，含有丰富的维生素和矿物质、天然抗氧化剂。维生素B含量高出蜂蜜百倍。
疗效	经常服用能帮助消化，缓解便秘症状，消除疲劳，增强记忆力。	经常服用蜂胶能软化血管、降低高血脂，对胃溃疡有治疗作用。	主要用于人体免疫调节和综合调理以及血糖的双向调节。	美容，有助于恢复肝功能和治疗前列腺炎、心血管疾病。
服用方法	可以直接食用，也可以兑水或是混合牛奶服用，但切不可用开水冲兑或高温蒸煮。服用量每次最好在25～50克，一般不要超过100克。否则人体将无法吸收，有可能引起轻微腹泻。	如果服食，请先在嘴里含一口水，再将蜂胶直接滴入口中，和口里的水充分混合，这样可以达到最佳效果。此外，蜂胶可直接外涂，有消炎、杀菌、止痛、止痒、化瘀、消肿、促进伤口愈合等作用。	作为美容保健用，每天服用2次，每次2～3克；作为治疗疾病用，则每天应服用3次，每次3～6克。最好在早餐或晚上睡觉前空腹服用，以减少胃酸对蜂王浆的破坏。	①与蜂蜜、蜂王浆混合服用，即在1000克蜂蜜中加250克蜂花粉及100克蜂王浆混合；②直接冲服，切不可用60℃以上的水。早晚空腹。
保存	宜储藏于低温避光处。夏天也可把蜂蜜放入冰箱中的保鲜层内储存。保质期一般为18个月。	一般蜂胶的保存期是24个月，尽量在干燥、避光、常温下保存。	冷藏，温度越低越好。在4℃可保存3个月，在-5℃能保存1年。	装在食品袋中或广口瓶内后密封，再放入冰箱冷冻室内保存。

蜂疗小故事

1.我用蜂王浆治好了糖尿病

1987年体检时，我被查出患有糖尿病，尿糖为＋＋＋＋，血糖345％。经过多方治疗，效果不佳，尿糖一直在＋＋＋至＋＋＋＋之间，血糖在245％以上，听别人介绍，开始每日服用蜂王浆来治疗，3个月后，经化验，尿糖正常了，血糖降至129％，后来一直坚持服用蜂王浆，糖尿病未再复发，体质也日益增强。更妙的是，近20年来，白头发比平常人要少很多。

（陈先生）

2.蜂王浆让我的神经衰弱好转起来

这么多年，睡眠状况一直不好，经常感到头晕头痛，情绪也不高，医生诊为神经衰弱的表现，建议我吃蜂王浆。吃了三个月蜂王浆后，我情绪开始饱满起来，食欲改善，头晕现象也有好转。　（张女士）

医学验证

北京医科大学第三附属医院用蜂王浆对90例神经衰弱患者进行了系统观察调查治疗，患者经过服用2～3个月的蜂王浆后，普遍感到睡眠障碍得到消除，体力脑力明显增强。在90个病例中，显著好转77例，占86％；好转13例，占14％，总有效率100％。

3.前列腺健康与蜂胶

做了身体检查，都说老年人前列腺大都会增生，但医生检查完说我的前列腺非常正常，问我有什么秘方，其实也没有什么特别的，可能是因为我这十几年来坚持定时定量喝蜂蜜水和吃蜂胶。　（马先生）

健康贴士：

蜂花粉是治疗前列腺炎的良药。瑞典朗德鲁博士用蜂花粉治疗100例前列腺炎患者，有效率达80％。日本长崎藤博士用蜂花粉治疗慢性前列腺炎，80％以上短期痊愈。

蜜中有药治百疾，民间验方大公开

●**失眠**：大蒜300克、蜂蜜200克。去除大蒜的根部，撕去薄皮，剥成块。水洗后沥干备用。取容器放入沥干了的大蒜。倒入蜂蜜，将大蒜全部覆盖。加盖置于冷暗处。2～3日后可食蜂蜜汁，而蒜需要放置1个月以上才会变得好吃。

●**减轻感冒**：将蜂蜜、姜汁按1:1的比例配制饮用，可减轻感冒、咳嗽、咽痛等症状。

●**提高视力**：将蜂蜜与胡萝卜汁混合服用可提高视力。

●**治疗哮喘**：将1克黑胡椒和等量蜂蜜与姜汁混合，每天服用至少三次。

●**治疗胃病**：用丹参15克、木香6克、炙甘草6克，煎汁冲蜂蜜服，可治疗胃十二指肠溃疡以及各种胃痛。

●**阴虚肺燥，久咳无痰**：可用款冬花10克、百合15克、玉竹15克，煎水取汁，调入蜂蜜2汤匙饮用。

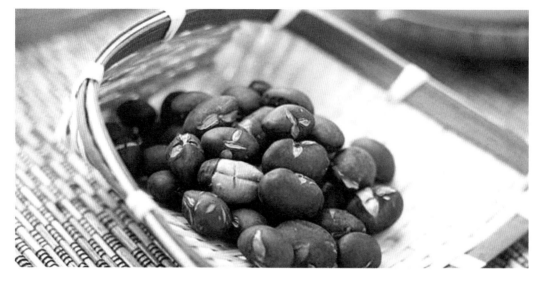

常吃黑豆，到老不衰

虽然健康不是一切，但一切从健康开始，而健康的开始又是什么呢？答案非"食"莫属。吃什么可以让你拥有好体形，到老不显衰呢，据悉，黑豆就有这样的功效。

明代李时珍所著的《本草纲目》中，有"李守愚每晨水吞黑豆二七枚，到老不衰"的记载。

宋朝著名文学家苏东坡也曾记述，当时京城内外，少男少女都为了养颜美容而服食黑豆。

两类人的健康福音

1.糖尿病人：

血糖生成指数低，利于控制血糖

黑豆含有丰富的粗纤维，血糖生成指数只有18，是我们经常食用的大米饭、馒头等主食的1/5。

2.动脉硬化者：

软化血管，降低血粘度，延缓人体衰老

黑豆中含有19种油脂成分，其中不饱和脂肪酸的含量高达80%，这些不饱和脂肪酸成分除了能满足人体对脂肪的需要外，还可促进血液中胆固醇的代谢。

此外，黑豆中所含的高密度脂蛋白，能把动脉粥样硬化斑上的胆固醇移走；黑豆中的胆固酶属于植物固醇，植物固醇基本上不被人体吸收，还有抑制人体吸收胆固醇，降低胆固醇在血液中含量的作用。

黑豆的营养价值：豆中之王

1.蛋白：黑豆是所有植物中蛋白质含量最高、品质最好的。其蛋白质含量高达40%左右，相当于肉类含量的2倍、鸡蛋的3倍、牛奶的12倍。

2.纤维：黑豆所含纤维质量是豆科植物之冠，其粗纤维含量高达7.1%，膳食纤维高达16.8%，不但能帮助肠道蠕动，排除体内胀气与毒素，还能促进消化，改善便秘。

3.抗老：黑豆的皮为黑色，含有丰富的花青素，花青素是很好的抗氧化剂，能清除体内自由基。黑豆还含有丰富的维生素E，能够年轻肌肤，延缓衰老。

4.补肾：《本草纲目》中记载："豆有五色，各治五脏，惟黑豆属水性寒，可以入肾。"黑豆乃肾之谷，肾虚的人食用，具有调中下气、益阴补肾、补血明目、利水消肿、乌须黑发等作用。

> **提醒：**
>
> 消化不良、食积腹胀者不宜食用黑豆；正在服用甲状腺素、红霉素等药物时，也暂时不要食用黑豆，否则会影响药物的疗效。

黑豆豆浆的做法：

将黑豆泡在50度的温水中，加入相对于豆量4倍的水，浸泡4～6小时后，倒入豆浆机，加水煮熟。

黑豆枸杞豆浆——补肾强身

材料：黑豆、枸杞

黑豆米糊——乌发养颜，延缓衰老

材料：黑豆、小米、芝麻

黑豆豆浆降血糖
（读者 刘友根 62岁）

黑豆豆浆颜色就像稀释的黑芝麻糊，味道很香。女士们喝它，可有效调节更年期各症状，减缓衰老；男士们喝它，可消除疲劳，补肾填精。

过去曾听说这样一句俗语：常食黑豆，百病不生，好像真的是这样，自打天天喝了黑豆豆浆后，我的体质变好了，人也精神了。每次做完这个黑豆豆浆，豆渣我总是舍不得扔掉，把它煎成豆渣饼当零嘴食，或许就是因为长期吃这黑豆豆渣之故，现在，我的头发亮泽了许多，脸颊也红润了，大家都说我变年轻了。

做黑豆豆浆，黑豆需要长时间浸泡，这浸泡下来的黑乎乎的水，可别倒了（将这泡豆的水一起倒入豆浆机做成豆浆），它可是好东西，黑豆皮中所含的花青素，经过浸泡，部分溶于水中，所以这泡过豆的水看似是脏水，实则是帮你对抗衰老的营养精华，倒掉实在是浪费，需得充分利用。要提醒大家的是，如果要利用这泡豆的水，之前就一定要将黑豆洗净，否则，就将脏东西一起饮进身体了。

十三太保——强身、健体、助脑、养神

材料：黄豆、青豆、绿豆、黑豆、豌豆、云豆、核桃、花生、莲子、薏米、百合、小枣、桂圆干

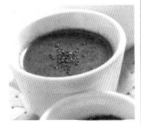

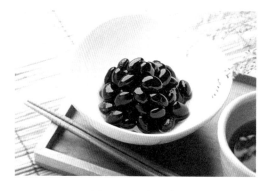

黑豆不可生食

生黑豆含有影响蛋白质吸收的胰蛋白酶抑制剂、抑制生长的血球凝集素以及降低碘吸收的致甲状腺肿素，这些物质经烹煮后皆可破坏，才不会对身体有不良影响。

空腹勿食

黑豆不适于空腹时食用，因为黑豆含高纤维，不易消化，若空腹食用会过度刺激胃壁，有胃病者易导致疼痛、肠阻塞、腹泻等症状。

民间验方治疾病

感冒：黑豆20克、葱白10根，煮汁服。

哮喘：黑豆50克，加水540毫升，煎至350毫升，代茶常饮。

水肿：黑豆100克，用水煮熟，加入50克黄酒，煮沸即可。

头昏畏明：以黑豆30克、菊花12克、枸杞子、刺蒺藜各15克煎服。

腰痛：黑豆30克、炒杜仲15克、枸杞子12克，煎水服用。

筋骨痹痛：黑豆30克、桑枝、枸杞子、当归各15克，独活9克，煎服。

日本人喜食黑豆，保健延寿

日本人非常注重营养健康，他们喜食豆制品保健，除了名声远扬的纳豆，最爱吃的豆类就是黑豆。他们除了用黑豆入菜外，还将黑豆做成茶饮与零食来保健养生。

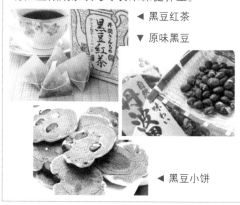

◀ 黑豆红茶

▼ 原味黑豆

◀ 黑豆小饼

醋黑豆

抑制视力下降，对畏冷、肩膀酸痛、高血压、慢性疲劳等症均有疗效。

做法：

1.在平底锅内，放入黑豆，但不要放油，用中火炒5分钟左右，等黑豆皮迸开后，改为小火，再炒5分钟，注意不要炒糊。

2.将炒好的黑豆晾15分钟后，放入带盖子的干净容器中，加入陈醋，浸泡两个小时左右，陈醋被黑豆吸收后即可食用。

提醒：醋泡黑豆做好后当天就可食用，放入冰箱可以保存半年之久，因而可每次多做一些备食。

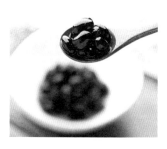

甜黑豆

滋肾阴，润肺燥，美容减肥，消除疲劳。

做法：将黑豆浸泡膨胀后，加以煮软，根据个人喜好的口味，拌入蜂蜜调味。

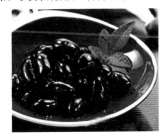

> **时尚饮品：黑豆咖啡降压减肥**
>
> 将黑豆及咖啡粉以3:1的比例制成黑豆咖啡，对头痛、肩酸、减肥、降血压都很有效。

黑豆龙眼红枣粥

补血益心，健脾补肾

材料：黑豆30克、龙眼肉15克、大枣15克、粳米50克、桂花糖

做法：1.先将黑豆用水浸泡至膨胀，大枣去核，粳米淘洗干净。2.黑豆放入锅中，加水适量，置炉子上用大火烧沸，再改用小火慢慢熬煮。3.黑豆熬煮至八成熟时，加入粳米及枣，继续熬煮，直至豆烂熟、粥黏稠时，再加入龙眼肉，稍煮片刻，停火后焖5分钟左右粥成，然后加入桂花糖，调匀即可。

麦冬瘦肉煮黑豆

活血，祛风，利水

材料：麦冬12克、黑豆50克、猪瘦肉50克、猪胫骨200克、姜、葱

做法：1.把麦冬洗净，去心；黑豆洗净，去杂质，发透；猪瘦肉洗净，切方块；姜切片，葱切段；猪骨捶破。2.把发透的黑豆放入炖锅中，然后加入麦冬、猪骨、猪瘦肉、盐、姜、葱，注入清水约600毫升。3.把炖锅置大火上烧沸，捞去浮沫，用小火炖煮1小时即成。

海带黑豆瘦肉汤

消除疲劳，补肾健骨

材料：干海带15克、黑豆40克、猪肉100克、高汤1300毫升、姜、葱

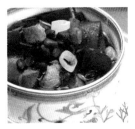

做法：1.干海带泡发洗净；黑豆洗净后浸泡6小时；猪肉切成方丁。2.沙锅中放入姜片、葱段、黑豆、海带；加入高汤，大火煮开，小火炖60分钟至豆熟。3.放入猪肉炖15分钟。

黑豆炖牛骨髓

补肾填精，润肺壮骨

材料：黑豆100克、牛骨髓400克、生姜、黄酒

做法：1.将黑豆放入器皿中烹至豆壳裂开（烹时不用下油）。2.将牛骨髓放入清水中煮3分钟，取出洗净，切短。3.把材料放入器皿内，加入滚水三杯烹煮。

> **去药食豆：黑发，固齿明目**
>
> 明太医刘俗德《增补内经拾遗方论》载有老人服之能乌须黑发，固齿明目的煮料豆药方。此方用当归12克，川芎、甘草、陈皮、白术、白芍、菊花各3克，杜仲、炒黄芪各6克，牛膝、生地、熟地各12克，青盐20克，首乌、枸杞子各25克，同黑豆煮透去药，晒干服豆。

巧食茯苓
滋补脾胃养容颜

茯苓甘淡性属平，益脾和胃除烦闷，补阳强心益气力，止血利尿消水肿。

寄生在松根上的真菌

茯苓是寄生在松科植物赤松或马尾松等树根上的真菌，菌核呈不规则块状或是球形、扁形等，大小不一。据说曾有人采集到重达10多公斤的茯苓。

茯苓生长在地表以下，表皮为淡灰色或黑褐色，呈瘤状皱缩，内部白色稍带粉色，由无数菌丝体组成。刚挖出土时，有特殊的臭气。

人工培育的茯苓功效不差于野生的

如今野生茯苓已难觅到，市场所见多为人工培育的茯苓（将茯苓真菌植于松树下，待其生长2～3年后挖出）。

人工培育的茯苓的效用与野生的区别不大，因为它们同样也是在自然环境下，吸取松树精华生长的。

茯苓：不是补药，胜似补药

茯苓的功效是健脾渗湿，养心安神。其药性甘、淡、平，入心、脾、肾经，无任何毒副作用，可常食用。《神农本草经》将其归入"上品"药之一。

虽说茯苓并未纳入补药的范畴，但却有补的效用，无论是亚健康的白领，脾胃虚弱的老人抑或是想养颜美容的妇女，长食茯苓，都会收到意想不到的成效。

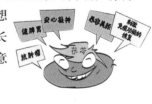

不同部位，不同疗效		
名称	**部 位**	**功 效**
茯苓皮	茯苓菌核的外表部分	利水消肿，临床多用于水肿、小便不利等症状
白茯苓	茯苓菌核体内部的白色部分	健脾作用较强，能利水渗湿、健脾宁心，临床用于水肿尿少、痰饮眩悸、脾虚食少等症状
赤茯苓	近外皮部分的淡红色或粉红色部分	利湿作用较强，能清湿热、利小便，临床用于膀胱湿热、水肿、小便短赤等症状
茯神	菌核体中间抱有松根的白色部分	安神作用较强，能养心安神，临床用于心悸失眠、恍惚健忘、失眠惊痫等症状
茯神木	菌核中间的松根	养心安神，临床用于心悸失眠等症状

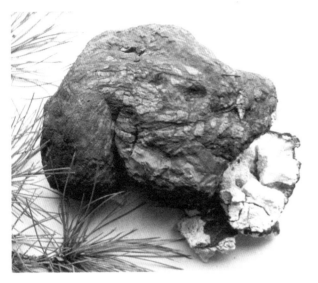

民间验方：

五苓散——消除水肿：

茯苓、白术、猪苓、泽泻、桂枝
同用

四君子汤——主治脾胃气虚：

茯苓、人参、白术、甘草同用

归脾汤——扶脾：

茯神、人参、当归、龙眼肉同用

茯苓甘草汤——用于心悸失眠：

茯苓、桂枝、甘草、生姜同用

慈禧最青睐
茯苓养生健脾利湿、宁心安神

中医理论认为人体五脏"心肝脾肺肾"，它们共同的生理功能是化生和储藏精气。其中，脾主运化，胃主受纳，意思说的是脾具有消化饮食、吸收水谷精微并将其传输至全身的功能。脾主运化的功能强健即"脾气健运"，则运化水谷的功能旺盛，精、气、血、津液的化生有源。人体表现为精神充沛、肢体强壮有力、面色红润等生机状态。反之，"脾失健运"，则吸收消化不良，可见精神萎靡、头晕眼花、形体消瘦、面色萎黄、体倦乏力等虚弱之症。

心，主血脉，血液循环的动力在于心。心主神明，倘若心失所养，可出现精神恍惚、心悸烦躁、失眠多梦等心神失常之症。茯苓既能健脾利湿，又能宁心安神，故对人体大有益处。相传清朝慈禧太后颇为青睐茯苓，坚持常食药膳。从已公布的13个补益方看，其中茯苓这味药材使用频率最高，达78%以上。当初慈禧太后为了养神延年，采纳了太医的进言，命御膳房用精白面和茯苓粉制成"茯苓饼"食用，并常以此赏赐大臣。因茯苓饼有清香之味，又有祛病延年的功效，故成为清王朝宫廷里的名点。

食茯苓长寿补益

历来人们对茯苓的作用是十分推崇和珍爱的，且得到医家的格外垂青（冬日进补膏方中十之八九就会有茯苓出现）。据现代医学检测，茯苓含有丰富的麦角醇、茯苓酸、卵磷脂等。这些成分的检出证实了把茯苓用于长寿补益方面的正确性，而且茯苓所含的多糖物质，不仅能增强人体的免疫功能，且有一定的抗癌作用。

茯苓的食法

茯苓霜——滋补、美容

在《红楼梦》里，茯苓霜颇受欢迎，是当时广东的官员，千里迢迢送予贾府女眷的礼物，不仅可滋补身体，还有美容祛斑的功效。

据《经验后方》记载，吃茯苓至百日，可以肌肤润泽、延年耐老。

茯苓霜＝茯苓＋牛奶＋蜂蜜

茯苓具有淡斑功效，再加上牛奶、蜂蜜的滋润保养，美容效果不言而喻。

简化食法：

用热牛奶冲化碾碎的白茯苓末（约30克），加入蜂蜜调均匀，每天早晨起床后喝上一杯。

茯苓的其他食法：北方人爱吃包子，可用茯苓作馅，如茯苓淮山包子（包子馅：淮山、茯苓、海带丝、胡萝卜丝）；南方人爱吃馄饨，可用茯苓作馄饨馅，如茯苓馄饨（馄饨馅：茯苓、鸡肉）；除此之外茯苓亦可入菜，如茯苓山药肚片等。

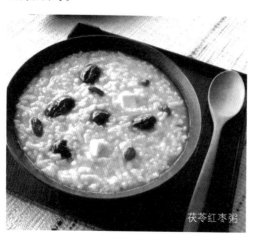

茯苓红枣粥

1.今年我快60岁了，睡觉方面成问题啊，每天十一二点睡下去，睡不了三四个小时，就醒了，再也睡不着了，长期如此，身体觉得有些累。

（钱先生 60岁）

失眠由多种不同原因造成，老年人睡眠质量不佳或是失眠，主要是由脾虚造成的。脾虚弱，易致吸收、消化不正常。茯苓有健脾宁心之用，心好睡眠便好。

由脾胃虚弱、心慌心悸导致的失眠患者，常食茯苓可以帮助睡眠，改善睡眠质量。

2.我的小腿肿了很多年了，去医院看过很多次，医生都说没事，可这腿为什么一按一个坑，一直肿着呢？

（刘先生 55岁）

这种病症多由细胞水纳滞留引起，常食茯苓皮可利水消肿。

茯苓粥 —— 适用于慢性肝炎、脾胃虚弱、腹泻、烦躁失眠等症。

原料： 白茯苓粉15克、粳米100克、红枣数颗

做法： 先将红枣文火煮烂，连汤放入粳米粥内，加入茯苓粉，煮沸即成。

专家推荐服用方法

茯苓粉冲服淡斑佳

用量每次为30克左右。有黄褐斑的妇女常食茯苓粉，淡斑效果显著。

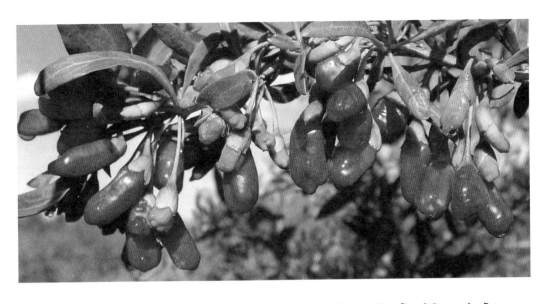

枸杞全身都是宝，让你延年益寿能不老
常吃枸杞有奇效

　　枸杞全身都是宝，不同季节，采其不同的部位，春采枸杞叶——天精草，夏摘枸杞花——长生草，秋收果实——枸杞子，冬挖根皮——地骨皮。常食枸杞不仅能够筋骨强健、减肥、延年益寿，还能让你耐寒暑。

▌枸杞子的故事 ▌

"小子"打"老子"？

　　相传北宋年间，朝廷派官员到四川去体察民情，在途中，这位朝廷官员看到，一位姑娘家正追着打一个白发苍苍、弓腰驼背看似"六七十岁"的老头子，于是非常生气，拦住姑娘责问：此人是你何人，怎么能够这么打老人家呢。那姑娘回答：你说错了，我打的这个是我儿子，他不听话，我们家有一个秘方，就是这种丸药，里面有一个成分就是枸杞子，我们家历来都吃这个。你猜我多大岁数？我六七十岁了，他才三四十岁，一直让他吃他就不吃，所以他才老成这样。我今天责打他，就是要他赶快服食枸杞子，以尽快改变老态，恢复青春活力。

常食枸杞能却老

1. 女人的美容院，男人的加油站

枸杞子中含甜菜碱、枸杞多糖、类胡萝卜素，常食能提高皮肤含水量，有效滋润皮肤，提高细胞吸收能力，降低皮肤老化程度。对我们广大男性朋友来说，常食枸杞可预防腰膝酸软，补肾生精。

2. 三高患者的健康福音

对于糖尿病人、肥胖病人而言，常食枸杞能抑制脂肪在肝内沉积，降低血糖及胆固醇，增强人体免疫力。

枸杞子的四季养生吃法

季节	目的	吃法
春季	养肝、益气固本	枸杞子+黄芪
夏季	养心	枸杞子+菊花
秋季	养肺、滋阴润燥	枸杞子+梨+百合
冬季	滋补肝肾	枸杞子+羊肉

枸杞泡酒有讲究

枸杞子一年四季皆可服用，冬季宜煮粥，夏季宜泡茶。

许多人有用枸杞泡酒的习惯，但实际上枸杞一般不宜和过多药性温热的补品如桂圆、红参、大枣等共同食用，也不宜使用药酒(如杞圆酒)这一形式。

枸杞养生酒

材料：枸杞子100克、白酒500毫升

制作与用法：浸泡15天后，一天喝两次，20毫升～30毫升，喝完一半以后再兑上新酒，再喝就是每次50毫升左右，喝完以后食枸杞子。

Q: 枸杞是甜的，糖尿病人能吃吗?

A: 枸杞子里面含糖量将近30%到40%，其中10%是多糖，这个多糖是降血糖、降血脂的，所以说没有问题，是可以吃的。

枸杞入菜需泡发

1. 清洗其在晾晒过程中沾染的灰尘。

2. 适当的泡发，然后再入菜，营养成分可更易为人体吸收。

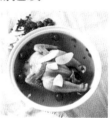

嚼着吃、煲汤、泡酒、泡茶，哪种方法更适合养生?

很多人在生活中喜欢用枸杞泡水、煲汤或煮粥。从食用方法上来说，直接嚼着吃，更有利于发挥枸杞的保健效果。

用枸杞泡水或煲汤时，由于受水温、浸泡时间等因素的影响，枸杞中只有部分药用成分能释放到水或汤中。

枸杞子泡发开后，直接用嘴嚼，对枸杞中营养成分的吸收会更加充分。

体质	吃法
手脚心有点偏热者	生吃（泡发后嚼服）
偏凉怕冷者	蒸食（泡发后放在碗里面蒸30到40分钟，蒸完后每天吃20～30克）

食用的量

生食嚼枸杞，在数量上最好减半，否则容易滋补过度。一般来说，健康的成年人每天吃20克左右的枸杞比较合适；如果想起到治疗效果，可吃30克左右。

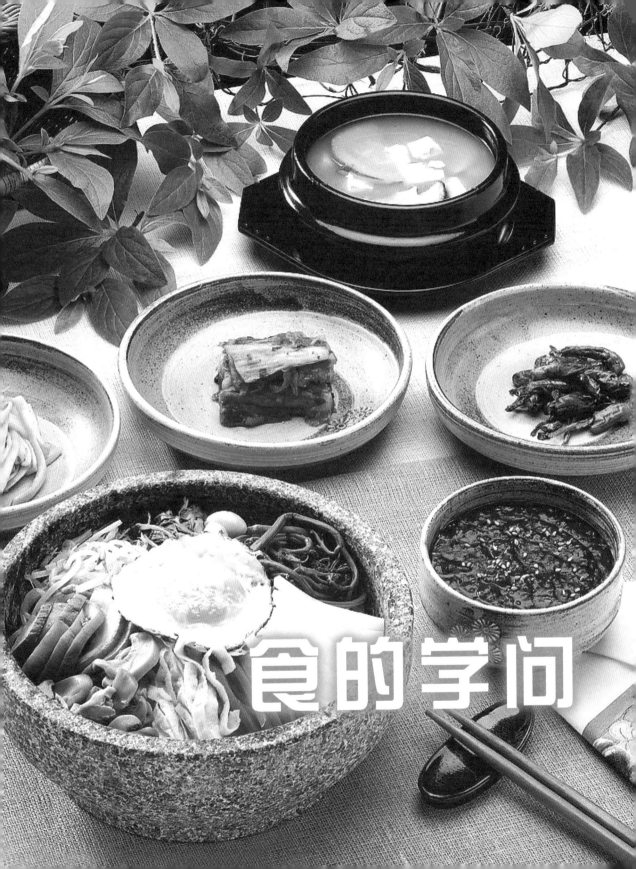

食的学问

健康从早餐开始

"早上吃好，中午吃饱，晚上吃少"，这句话常被大家挂在嘴边，但还是有很多朋友对于早餐马虎应对了事。"早上吃好"，其实这个"好"字里大有文章在。营养学家告诫大家，科学的早餐不仅仅是要填饱肚子，且要吃得全面，吃得营养。

早餐的营养意义

不吃早餐或是错误的早餐习惯，除了易导致胃肠疾病外，还有许多健康危害：

早餐吃不好，容易变衰老

早餐提供的能量和营养，在全天的能量摄取中占有重要的地位，不吃早餐或者早餐质量不好，会造成全天营养摄入不足，长期以往易导致营养不良，加速衰老，甚至诱发慢性疾病。

早餐吃不好，精神好不了

早餐能控制一天情绪和精神的好坏，是一天的活力来源。享受一顿营养均衡的早餐对于精力充沛地开始新一天的生活是必需、必要的。

其他国家的人怎么吃早餐？

标准的英式早餐： 熏肉、煎蛋、炸蘑菇、炸番茄、煎肉肠、黑布丁，有时还有炸薯条，当然还会有咖啡或茶佐餐。

美式早餐： 汉堡、牛奶、水果、麦片等。

意式早餐： 咖啡、牛角包或黄油面包、意粉、坚果、水果等。

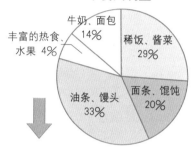

早餐大调查

牛奶、面包 14%
丰富的热食、水果 4%
稀饭、酱菜 29%
面条、馄饨 20%
油条、馒头 33%

早餐食物相对较单一，存在营养缺陷。

即使没有胃口也要认真吃早餐

随着天气渐热，很多人的胃口变差起来，饮食也日渐清淡。

吃早餐也没了积极性，随便应付了事。夏天即使没了胃口也要认真吃早餐，因为夏季人体的新陈代谢加快，更需要大量养分进行补充。

吃不在多而在精

营养丰富的早餐精髓在于：尽量让各种营养均衡。但是这并不意味着要吃很多、很饱。把吃的花样增多，品质提高，但是每个品种的量却适当减少，这样既可以饱腹，摄入的营养又足够丰富、均衡。

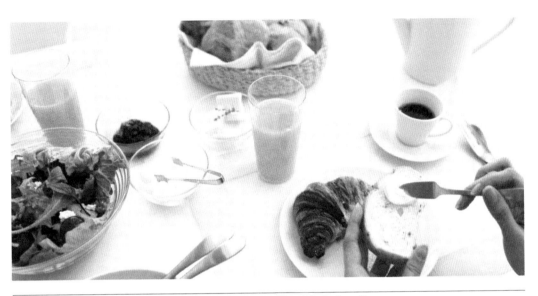

早餐中的营养缺陷

忽略了碳水化合物和蔬果

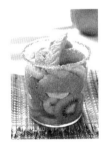

在"早餐习惯"的有关调查中，发现我们很多人在早餐中疏忽了碳水化合物和蔬果的摄入。日本的营养学家指出，营养均衡的早餐结构应该呈四分割的金字塔结构，必须摄入充足的碳水化合物和蔬果。

碳水化合物增强活力源

早餐中碳水化合物摄入不足，会致以葡萄糖为能源的脑细胞活力不足，容易出现疲劳、精神难以集中和记忆力下降、反应迟钝等症状。

蔬果调节酸碱平衡

早餐中的碳水化合物、蛋白质及脂肪大多为酸性食物，酸性食物在饮食中超量，容易导致血液偏酸性与钙的流失。而蔬果含有碱性物质，适当补充能让你的早餐达到酸碱平衡。

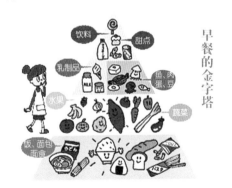

早餐的金字塔

1.面包、米饭、面类等——碳水化合物：建议占总量的50%

2.蔬菜、苹果等——维生素：建议占总量的30%

3.牛乳、肉、鱼、蛋、干豆类等——蛋白质：建议占总量的15%

4.饮料、甜点等——脂肪和糖分：建议占总量的5%

富含碳水化合物的食物	谷物（米、大麦、小麦、玉米、燕麦等）、面包、馒头等
富含蛋白质的食物	鸡蛋、牛奶、乳酪、豆浆、豆腐、牛肉、鱼等
富含维生素的食物	胡萝卜、番茄、红薯、芹菜、茄子、冬瓜、生菜、香蕉、猕猴桃等

📢 全麦早餐防心衰

美国营养学家表示，40岁以上男性一生发生心脏衰竭的几率为20%，而富含全麦的饮食能降低患高血压、冠心病、高胆固醇的危险以及由此而引起的死亡率。

📢 早餐吃多了也不好

营养学专家范志红教授建议大家早饭可以吃得丰富些，但不要多吃：清早起床后，胃肠的消化功能还比较弱，吃得太多会给身体带来负担，从而减少对大脑血液的供应，影响大脑的灵敏度，造成整个上午头脑昏昏沉沉。

📢 早上空腹别吃香蕉

香蕉中除了含有助眠的钾元素外，还含有大量的镁元素，若空腹食用，会使血液中的含镁量骤然升高，而镁是影响心脏功能的敏感元素之一。

不健康的早餐习惯

大饼、油条＋豆浆：

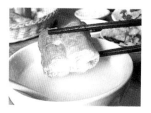

热量、油脂含量过高了。油条和煎饼之类都是高温油炸的食品，全无营养可言，而且长期食用还可能致癌。

【建议】一周不要超过一次。尽量喝淡浆，或买回淡浆，回家后再适量加糖调味。这个早餐组合缺乏维生素的补充，所以不妨在早餐时吃些水果，而且在之后的两餐中都要加大蔬菜和水果的量。

白粥＋酱菜：

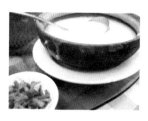

热量虽不高，但营养价值低。搭配白粥的酱菜和腐乳，大都会添加防腐剂，不

利于健康，而且这些腌制品通常太咸，患高血压的人不宜多食。

【建议】将白粥换成杂粮粥或八宝粥，丰富的膳食纤维可以帮助胃肠蠕动，还能预防便秘；将酱菜换成自制小菜，如豆腐干、素鸡、瘦肉等等，如果再炒上一盆青菜、煎上一个荷包蛋，营养更为丰富。

牛奶＋鸡蛋：

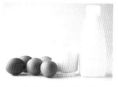

蛋白质是丰富了，但碳水化合物和维生素摄入不足，是营养不均衡的早餐组合。

【建议】可再吃些面包。夹馅面包的热量太高，全麦面包是不错的选择。牛奶建议喝低脂或脱脂的，添加蜂蜜同饮，因为蜂蜜的主要成分为单糖，有较高的热能，而牛奶尽管营养价值较高，但热能低。如果加上一点水果或是蔬菜色拉，就更棒了。

为享受早餐，做好准备

良好的早餐习惯需要慢慢培养。如果之前你怠慢了你的胃，希望现在能够花多一点时间放在早餐上。

1.控制好吃早餐的量：早餐不能吃得太多，否则会干扰胃肠的休息，使消化系统长期处于疲劳应战的状态，扰乱胃肠的蠕动节奏。

2.7～8点吃早餐最合适：早餐时间不宜过早，7～8点左右是人的食欲最旺盛的时间。而且早餐与午餐的时间间隔也是最适宜的。有些朋友起床后就开始吃早餐，这样易致消化不良，一般在起床后20～30分钟后再吃为佳。

3.早餐前先喝一杯水：起床后别急着吃早餐，先喝一杯水，既能补充晚上消耗的水分，还可清理肠道，帮你吃下更多的早餐。

4.早餐要吃热食：如果时间和条件允许，早餐尽量吃热食，这样能保护胃气。因为早晨的时候，体内的肌肉、神经及血管还

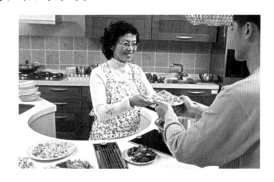

呈现收缩的状态，如果这个时候再摄入冰冷的食物，会使体内各个系统更加收缩，血流更加不顺。

5.前一晚上的准备工作：如果觉得早上没有那么大的精力或充足的时间去做一顿丰盛的早餐，不妨在前一晚就稍做些准备工作，譬如说把米先淘好，一些要炒的热菜可以先洗摘好。

6.别吃剩菜剩饭：早上吃前一晚的剩菜、剩饭并不好，所以在你做晚饭的时候，不妨预留下一些菜，待到第二天早上再烧。

早餐周计划

周一：营养粥、奶油花卷、杏仁拌三丁（西芹丁、胡萝卜丁、黄瓜丁）、番茄

　　粗粮细粮混搭的营养粥，含有丰富的膳食纤维和B族维生素，搭配面食类奶油花卷为主食，以及爽口的小菜及水果，既能饱腹还能促进胃肠功能，预防便秘。

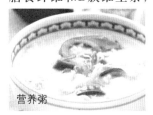

营养粥

周二：豆浆、豆沙包、菠菜炒蛋、雪梨

　　豆浆含有丰富的植物蛋白和钙、镁等矿物质，有益于健康；菠菜炒蛋含有丰富的蛋白质、铁质、膳食纤维以及维生素，再搭配上雪梨，营养更丰富了。

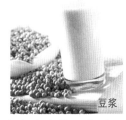

豆浆

114

周三：云吞面、韭菜盒子、胡萝卜拌青笋、鲜果汁

早上吃些面食有利于提高体温，而有关胡萝卜的佐菜能补充人体所需的维生素A，同时还有降低血压和明目的功效。

取1个柳橙、1/4个柠檬、1个番茄及1大匙蜂蜜混合榨成高维C的果汁饮用，可净化血液，还有预防肝、胃疾病的功效。

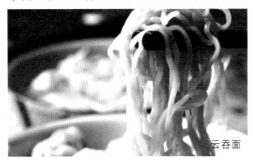

云吞面

周四：牛奶燕麦粥、叉烧包、鸡蛋、菠萝柳橙汁

牛奶燕麦粥香浓稠滑，且营养又实惠，可补肾虚，健脾胃，润五脏。

早上当你睁开眼以后，第一步就可以先往昨晚预先浸泡过的大米中倒入适量的水，大火烧开后改用小火煮40分钟，然后加入鲜牛奶煮开，最后放入燕麦片，待稍微凉了点后，加入蜂蜜搅匀，即可食用。

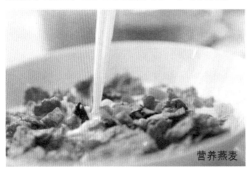

营养燕麦

周五：什锦炒饭、紫菜蛋花汤、水果拼盘

含充足的碳水化合物和蛋白质，是比较健康的营养早餐，如果能用橄榄油炒饭的话，更有益于你的健康。

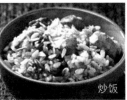

炒饭

周六：牛奶、吐司面包、蔬菜色拉、鸡胸脯肉、橘子

鸡胸肉是廉价的营养保健品，蛋白质含量较高，且易被人体吸收和利用，有增强体力、强壮身体的作用；同时含有较多的B族维生素，具有消除疲劳的功效，对健康大有裨益。

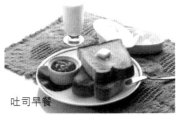

吐司早餐

周日：皮蛋杂粮粥、小笼包、芝麻海带、苹果

吃惯了皮蛋瘦肉粥，不妨在家中尝试一下，将大米换成五谷杂粮（小米、薏仁、黑糯米、糙米等），味道一点也不差，而且更为营养保健。粥中的多种杂粮，既可以增加食物中粗纤维的摄取量，有助胃肠的蠕动消化，同时也获取了蔬菜中的维生素等营养物质，满足了人体所需的主要营养元素。

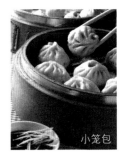

小笼包

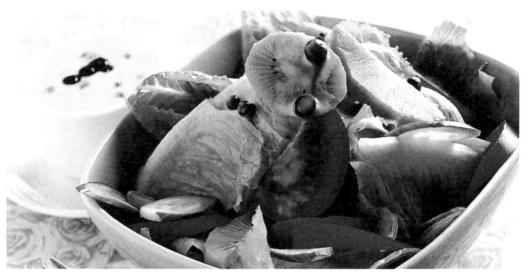

适当吃生食，养生好选择

　　不间断地适当吃生食，头脑会敏捷起来，皮肤状态也会变佳，有抗衰老的效果，此外，对精神不振、提高免疫力、预防癌症，也有一定功效。

将生食作为一种健康的饮食习惯，慢慢培养起来

　　人靠食物才能生存，只有吃得健康，身体才会健康。自古以来，我们的饮食习惯已改变得太快、太多，变得太习惯于并且太追求食物煎、炒、烹、炸后的口感和口味了。

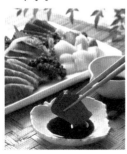

　　虽说熟食是人类进步的表现，但在做熟的过程中，食物里很多人体所需要的活性成分也随之失掉了。

　　用生食完全替代熟食，对我们现代人而言，是不现实的。但为了健康长寿的目的，不妨试着把生食作为现代饮食的一种补充和调节，作为一种健康的饮食习惯慢慢培养起来。

> **日本人酷爱生食海鲜**：日本人酷爱生食，尤其是各式各样的鱼类。
> **韩国人最爱泡菜**：韩国人的家里三餐离不开泡菜，他们认为将白菜、萝卜做成泡菜，生食不仅低热量、低胆固醇，纤维素还高。
> **西方饮食生吃蔬菜**：在西方饮食中，洋葱、芹菜、甜椒等蔬菜都是生食的。

116

生食的理由

最大限度地保存营养完整性：植物所含的叶绿素、黄碱素、植物激素、酶类等营养元素，能提高人体肝脏解毒与免疫细胞的吞噬功能，帮助消化，促进代谢，但它们会因加热而遭分解。

◎**叶绿素**：具有造血、解毒功能，可帮助肝脏排毒。

◎**维生素C**：它是人体自身不能合成的营养元素，可以防止自由基对人体的伤害。此外，决定皮肤弹性的胶原蛋白的合成也需要它的参加。

◎**酶类**：酶是人体代谢不可或缺的物质，生食可使酶的利用极大化、优质化。

减轻消化代谢器官的负荷：在人体的消化系统里，熟食比生食更难在体内被分解、代谢。

不能被分解、代谢掉的食物，会被肠道内的有害菌发酵，产生有毒物质，这些有毒物质被人体吸收、囤积，会引发心脏、退化性疾病。

不在体内制造垃圾：生食最大的好处是在消化过程中，不但不在肠内形成垃圾，还能改善肠道环境。

抗氧化：少食有抗氧化的效果，生食即为典型的少食饮食，能有效阻止人体细胞的老化。

生食比一般饮食的营养多5倍，但热量却非常低，其供给人体的能量较熟食供给的，更要高出6倍左右，因此即使生食得很少，营养素的摄取也十分充足。

生食的首选是蔬菜，蔬菜中大都含有一种免疫物质"干扰素诱生剂"，它作用于人体细胞的干扰素基因，可产生一种具有抑制人体细胞癌变、抗病毒感染以及有效调节机体免疫力的抗病毒蛋白。这种"干扰素诱生剂"不耐高温，所以只有生食才能发挥更好的作用。

蔬菜的食用建议：经过清洁处理后，凡是能生吃的蔬菜，最好生吃；不能生吃的，也不要炒得太熟，尽量减少营养的损失。

误区：传统认为，蔬菜加热煮熟后易消化，这是一个误区。其实，蔬菜生食情况下才能被内脏器官无负担地吸收。

需注意的生食原则：

1.少量：生食蔬菜宜从量少、次数少开始，而后逐步增多，让胃肠有个适应过程。

2.多种蔬菜搭配：将不同的蔬菜搭配起来吃，让口味更丰富，营养也更全面。

3.卫生：选择宜生食的无污染的鲜嫩蔬菜，绝对要保证没有寄生虫，没有农药残毒，否则会得不偿失，有害无利。蔬菜洗净后，需再用冷开水冲淋后再吃。

生食蔬菜要趁"鲜"

不少老年人喜欢买大堆便宜菜，存在家里，吃上个三五天。原先新鲜的蔬菜日趋枯萎，直到发黄，还是舍不得扔掉。其实，常食这样不新鲜的蔬菜不但营养差，还会危及健康。这是因为蔬菜当中含有一种硝酸盐物质，其本身虽无毒，但经一段时间储存后，硝酸盐极易被还原成亚硝酸盐。亚硝酸盐与人体内某些蛋白物质结合后，易导致人体正常细胞癌变，危害人体健康。

生食蔬菜方法多

1、坚持每天饮用自制的新鲜蔬菜汁。

2、将新鲜蔬菜凉拌，可酌情加甜醋、鲜味汁调味，少放盐。

3、将蔬菜搭配水果，以增加口感，调入色拉酱或蛋黄酱，做成果蔬沙拉。

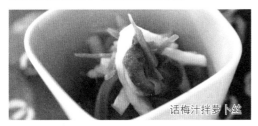

话梅汁拌萝卜丝

话梅汁拌萝卜丝

材料：萝卜4～5厘米长段、胡萝卜1/4根、盐

特制话梅汁制作：

甜醋1大匙、咸话梅2颗

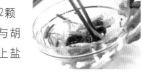

做法：1.将白萝卜与胡萝卜切丝混合，加上盐搓揉，腌制10分钟。

2.绞去水分，加上特制的话梅汁拌匀即可。

凉拌洋白菜和黄瓜

材料：洋白菜1/8个、黄瓜1根、胡萝卜1/4根、百合5～8枚、盐

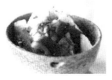

调料制作：甜醋2匙、鲜味汁1匙、白芝麻1匙

做法：1.把切好的洋白菜、黄瓜、胡萝卜放入保鲜袋，加盐摇匀。挤去袋内空气，收口腌制15分钟，待到洋白菜变柔软后绞去水分。

2.加入特制的调味汁，再次摇匀，盛盘即可。

哪些蔬菜不宜生食？

有些蔬菜不仅不宜生食，甚至烹炒不透也是有害的。

1、如毛豆、蚕豆、扁豆等豆类及马铃薯这样的淀粉类蔬菜，它们含有一种能使血液的红血球凝集的有毒蛋白质，当食用烹炒不透的这些蔬菜时，常会引起恶心、呕吐等症状，严重时可致死。

2、如菠菜、芥菜、茭白等含草酸较多的食物，食用前要用开水焯一下，不然草酸在肠道内会与钙结合成难吸收的草酸钙，干扰人体对钙的吸收。

生食蔬菜多喝水

植物纤维在肠内吸收水分后，会产生膨胀，只有通过这种膨胀，才有可能吸附肠内有害物质，并将其排出体外。

适合生食的蔬菜

花椰菜

花椰菜别名花菜，热量低，纤维多，富含维生素C、维生素E等强有力的抗氧化剂，以及多种具有强力抗癌效果的化合物。但高温烹煮，会影响其功能，最营养与健康的食用方法是生食，做色拉或是凉拌菜，口味绝佳。

萝卜

萝卜中含有大量的助消化酶"淀粉酶"及维生素C，这两种营养元素遇高温就会被分解流失掉。此外，萝卜有一

种辛辣味，这种具有辛辣味的成分具有杀菌、抗癌的功效，高温烹制后，功效会降低。

在生吃萝卜或是腌萝卜时，别去皮，因为萝卜外皮的维生素C含量最高。

茼蒿

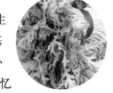

茼蒿含有丰富的维生素、胡萝卜素及多种氨基酸，有养心安神、降压补脑、润肺补肝、防止记忆力减退的功效。其所含特殊香味的挥发性精油及胆碱物质，具有开胃健脾、抗氧化等功效。除此外，常食茼蒿，对咳嗽多痰、记忆力减退、习惯性便秘均有疗效。

茼蒿所含的这种精油物质遇热会挥发，减弱其功效，故添醋做成凉拌菜生食，是不破坏它营养完整性的健康食法。

鸭儿芹

鸭儿芹含芹菜甙、佛手柑内酯、挥发油、有机酸、胡萝卜素、维生素C、糖类等，平肝清热，祛风利湿。其柔嫩的茎叶，有特殊的风味，可做成"色拉"生食。对高血压、眩晕头痛者有食疗功效。

番茄

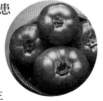

番茄中含有能降低患前列腺癌和肝癌风险的番茄红素，要想摄取该营养元素就应该熟吃番茄。但如果你想摄取维生素C和其所含的有机酸，生吃的效果会更好，因为维生素C在烹调过程中易流失。每日清晨空腹吃新鲜番茄1～2个，对心脑疾病患者有辅助疗效。

裙带菜

裙带菜被称为海中的蔬菜，是一种强碱性食物，富含钾、钙、铁等矿物质。

裙带菜含有黏性物质褐藻酸，褐藻酸具有预防高血压、预防肥胖、抑制血液中的甘油三脂的功效。此外，它还具有把农药、重金属等有毒物质排泄到体外的作用，特别适合夏天凉拌着吃。

还有哪些蔬菜适宜生食？

除了上述介绍的蔬菜，还有黄瓜、菱角、莲藕、荸荠、莴笋、芫荽、通心菜、莴苣、白菜、紫甘蓝、生菜、青椒、辣椒、青葱、大蒜头、生姜、香菜等，也适宜生吃、榨汁生饮或做凉拌菜生食。

每日早晚各5～10枚生板栗，预防肾虚、腰酸背痛

人到老年，常常会出现腰膝酸软、四肢疼痛，还可能出现牙齿松动、脱落的症状，这些都是肾气不足的表现，当从补肾入手。

板栗被称为肾之果，生食之，可治腰脚不遂，有补肾养生之功。

对于板栗补肾的科学食法，苏东坡留有一方"老去自添腰腿病，山翁服栗旧传方，客来为说晨兴晚，三咽徐妆白玉浆。"说的是：每天早晨和晚上，把新鲜的栗子放在口中细细咀嚼，直到满口白浆，然后再一次又一次地慢慢吞咽下去，就能收到更好的补益治病效果。

生食板栗，一般来说每天早晚各5～10枚为一，脾胃不好的人不宜超过5枚。

瓜果

吃水果的最佳时间：早上

水果最易消化，但如果是饭后吃，则不能完全发挥它的"特长"。

一般来说，吃水果的最佳时间是早上（早饭与午饭间那个时间段）。

一年四季不间断地吃葡萄

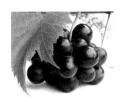

葡萄是天然的抗衰老药，提倡一年四季不间断地吃它。

葡萄（特指紫葡萄）含有丰富的花青素，花青素看起来像天然色素，却具有惊人的抗氧化的效果，经常食用能保护脑血管，预防心脏病。

俗语说"吃葡萄不吐葡萄皮"，这是有营养意义存在的。葡萄中所含的花青素大多存在于它的果皮中，其次是籽中，肉中可谓是少之又少。因此吃葡萄的时候最好是连皮带籽整粒嚼食。

贴士：葡萄的清洗

洗葡萄时，把葡萄摘成粒后再洗，洗完一遍后，浸于滴入醋的水中，过一会后再重新洗一遍，可以有效去除残留农药。

一日吃三枣，终身不显老

鲜红枣有"活维生素丸"的美誉，其含丰富的维生素A、维生素B1、维生素B2、维生素C的含量要比柑橘高10倍，是苹果的75倍。更富含其他果品稀有的维生素P，维生素P对健全人体的毛细血管、防治血液病及心脑血管疾病有一定的疗效。除此之外，鲜红枣中还含有人体内参与生理代谢的激素"环磷酸腺苷"以及人体所需的14种氨基酸、6种有机酸、36种微量元素等，是个营养的大宝库。

每日坚持食用3个红枣，除了能补充身体所需的营养元素外，还有食疗养生的功效。据《本草纲目》中记载：大枣可安中，养脾气，平胃气，通九窍，助十二经，补津液，久服轻身延年。现代医学研究更有证明：凡是坚持吃枣食疗的，其恢复健康的速度要比单纯吃维生素类药物快3倍以上。

贴士：吃枣养颜，不老

《北梦琐谈》中记载："河东永乐县出枣，世传得枣无核者食可度世。有苏氏女获而食之，不食五谷，年五十嫁，颜如处子。"

每天2个猕猴桃，可补充每天所需2/3的营养

猕猴桃被称为营养金矿，它所含的营养成分在所有蔬果中可谓是最丰富、最全面的。每天食用两颗奇异果，可以补充每天所需的三分之二的营养元素。

猕猴桃除了含有丰富的营养外，还有极高的药用价值。对于我们中老年朋友而言，每天吃猕猴桃，不仅可以调节肠胃，强壮骨骼，还可以强化免疫系统，并有一定的抗癌功效。奇异果所含有的天然色素"黄体素"还能改善视力减退，预防白内障等老年性眼部疾病。

喷香米饭，营养除病

米列五谷之首，是人们最主要的粮食，但随着生活条件的改善，吃饭的意义不同了。大家的择食观念也悄悄发生了改变，米面是越吃越精白了。殊不知，这饭是可口了，营养却全"跑了"，毛病也全给招来了。

糙米营养是精白米的20倍

大米的营养成分主要有蛋白质、脂肪、糖分、矿物质、B族维生素、纤维素等，而这些营养95%都存在于它的胚芽和米糠中。

大家平常吃的精白米其实就是通过加工研磨掉米糠、胚芽而留下的胚乳。精度越白，营养损失越大。

这又白又细的胚乳提供给人的基本上都是淀粉与热量，也就是说，如果你吃精白米，其实是将大米95%的营养成分全部扔掉，只吃进去了淀粉和热量。

长期吃精白米，又没有足够的副食品跟上，就会造成B族维生素缺乏，招来各种现代病（高血压、高血糖、高胆固醇）。

精白米	淀粉和热量	常食身软、乏力、脑迟
糙米	蛋白质、脂肪、维生素A、B、C、E及锌、铁、磷等微量元素	糖尿病和肥胖者的健康福音

主食观念要改变，健康回到你身边

偏食精白米对健康不利，不仅会造成营养缺陷，还会招来肥胖、便秘、高血压、高血脂等富贵病。

而防治这些"现代病"，最好、最快的方法莫过于改变你的主食观念：吃米不要太精白，多吃糙米、胚芽米才更有益健康。

Q&A

Q：去医院检查，没啥大毛病，可为何整天觉得身软、乏力呢？

A：每天吃的精白米，为你埋下健康隐患。

问题可能就出在你每天吃的米饭上。古代人吃的是糙米，现代人吃的都是精白米，别以为精白米又香又白，一定是稻谷的精华。事实恰恰相反，精白米的营养价值不到糙米的1/20。如果说古人每天"吃饭"是医食同源，那么，现代人每天"吃饭"就是在为健康埋下隐患。

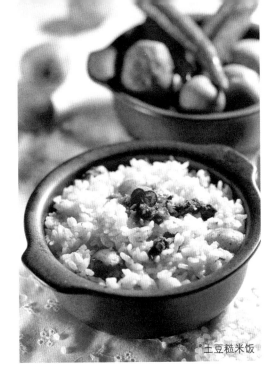

土豆糙米饭

糙米的营养治病功效

糙米不仅具有食用价值，还有神奇的医疗保健、养生延年的效用。

1、含丰富的维生素B族和维生素E，能提高人体免疫功能。

2、钾、镁、锌、铁、锰等微量元素含量较高，有利于预防心血管疾病和贫血症。

3、含大量膳食纤维，可促进肠道有益菌增殖，加速肠道蠕动，预防便秘和肠癌。

4、糙米中的碳水化合物被粗纤维组织包裹，人体消化吸收它的速度比较慢，因而可以很好地控制血糖；维生素B族及锌、铬、锰、钒等微量元素有利于提高胰岛素的敏感性，对糖耐量受损的人很有帮助。

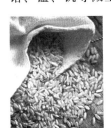

5、糙米能抑制对人体有害的胆固醇，此外，对改善高血脂等富贵病也很有作用。

6、常食糙米能预防便秘、肥胖、口腔溃疡，健胃整肠，强化肝功能，降低脚气病、手脚麻痹、肩酸背痛、神经痛等慢性疾病发病率。

怎样让糙米变好吃？

很多人都知道吃糙米对身体好，但就是没办法常常吃，因为糙米的口感实在不怎样。其实用点小技巧，糙米也可以变得柔软好吃：

1、水量要多于煮精白米。煮糙米时，180毫升米需水260毫升，540毫升米需水700毫升。

2、提前浸泡（淘完米后）一天，冬天还要延长浸泡的时间，然后再放入高压锅中烹煮。

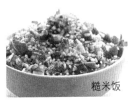

糙米饭

淘米：别让营养"淘"掉

淘米过程中，米粒表层的营养素会随水流失。

> 米粒在水中经过一次搓揉淘洗后，所含蛋白质会损失4%，脂肪会损失10%，无机盐会损失5%。

①淘米用冷水，不要用热水和流水淘洗。

②适当控制淘洗的遍数，3遍为佳。

③淘米不能用力去搓，且要快速冲水，慢吞吞地淘米，会让米粒吸入杂质和脏水。

④淘米前不要把米放在水中浸泡，以防止米粒表层可溶性营养大量随水流失。

浸水：煮出理想米饭的主要条件

一般来说，米粒浸水一小时，吸水量

达80%，浸水三小时，就可以完全吸饱水分了，因此淘米时间最好可以提早，使米能有1～3小时的浸泡时间，以增加米的吸水量。

水量：影响米饭口感的重要因素

一般米和水的比例为1∶1或1∶1.3，也可将锅内的米推平，放水至米面一个指节的高度，或者把手掌平放米上，使水没过手背一半。

电饭锅煮饭：两度加热，米饭更好吃

现在的人都用电饭锅煮饭，不用再看火候，非常简便。可是用电饭锅，焖饭的时间往往不够，不妨在电饭锅开关跳起后4～5分钟，把开关再按一下，两度加热后，电饭锅煮的饭也会更好吃些。

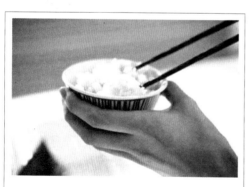

让米饭更好吃的秘诀

1.加"醋"：在米饭中加点醋，不仅可使米饭吃起来更加松软，香味更浓，还易于存放，防变馊。（比例为500克米加1毫升醋）

2.加"油"：加一匙色拉油搅匀做出来的米饭，香滑软糯，粒粒分明。

3.加"盐"：在蒸剩饭时，放入少量食盐水，能去除剩饭的异味。

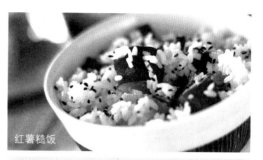

红薯糙饭

让米饭更营养的秘诀
变粗、变乱、变色

米饭是大部分人每天的主食，但做法却相对单调。其实只要花一点小心思，往你的米饭中多加那么一点"料"，它就可以提高很多倍的营养，日积月累，不知不觉间还能起到防病、抗衰老的作用，对慢性病人尤为有益。

1.加粗粮（糙米、黑米、胚芽米），让你的米饭变"粗"。

往你的米饭中混入粗粮，可以让你摄入足够多的纤维，有效降低米饭的消化速度，同时还可以清理你的肠道环境，预防富贵病。

2.加豆类（红豆、绿豆、豌豆、黑豆），让你的米饭变"乱"。

谷类共同缺少一种蛋白质"离氨酸"，而豆类含丰富的蛋白质，配搭起来吃营养更全面。且豆中含有丰富的膳食纤维，淀粉消化速度非常慢，还含有一些延缓淀粉变成葡萄糖的成分，如单宁和植酸等，对于预防慢性病极为有效。

3.加入"颜色"（有色米、蔬菜），让你的米饭变"色"。

白米饭维生素含量少，如果选择有色

的米，并用其他的蔬菜配合米饭，就能在很大程度上改善其营养价值。譬如说，选择紫米、黑米、红米与白米搭配食用，能提供大量的花青素类抗氧化成分，能够抗衰老，预防心血管疾病。

此外，可加入橙色的胡萝卜、南瓜，绿色的豌豆、青椒，白色的山药、笋、萝卜，红色的番茄，黑色的香菇，这些都不仅可以让你的米饭更加喷香，更加好看，营养价值也能得到大大提升。

茶水煮饭：防癌抗癌、预防中风、保护牙齿

茶叶的清香融入米饭的香甜，使煮好的米饭不仅好吃又防病。不过记得要用绿茶，而且茶叶不要太多了，否则，茶的味道盖过了米饭本身的香味，就适得其反了。

做法：取适量茶叶加水冲泡，待茶叶泡开后，滤去茶叶取汤煮饭。

四种常见的米饭烹饪方式

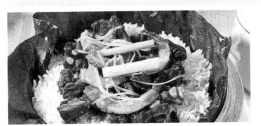

蒸饭：★★★★★

蒸是最能保证食物营养的烹调技法。正所谓蒸味即真味，蒸饭不仅好吃，而且营养可以得到完整保存，最为推荐。

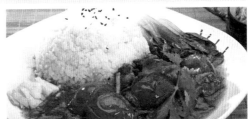

烩饭：★★★★

一道菜扣在一盘白米饭上即成烩饭，简便实惠。做烩饭的要诀在于勾薄芡，鲜汁均匀包裹米饭，也兼具保温作用。

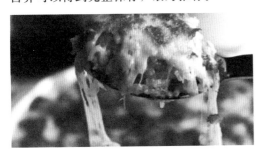

焗饭：★★★

将芝士盖在易熟或半熟的原料上，放入烤炉烤。口味独特，是个比较时髦的新吃法。喜食芝士的朋友一定喜欢。

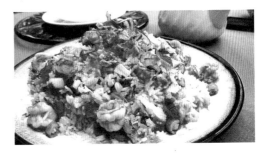

炒饭：★★

做法简单，味道鲜香可口，但它属于高热量食物，多吃不宜，特别是患胃病的人和胃肠消化功能弱的老年人要少吃。

喷香米饭改善你的口味和营养

1.香菇芥菜糙米饭

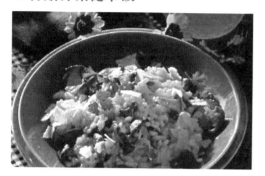

口感：有股特殊的香味，让人胃口大开。

营养价值：降低胆固醇

　　香菇具有降低胆固醇和血压的功效，其所含的麦淄醇，可转化为维生素D，促进体内钙的吸收，并可增强人体免疫力；芥菜含有丰富的食物纤维，可促进消化，防止便秘。

材料：糙米1碗，芥菜2棵，香菇4朵，胡萝卜半根，虾米50克，猪里脊肉100克，油、盐及味精适量

做法：

1.糙米洗净后，用净水浸泡5小时后沥干。虾米、香菇分别用温水浸泡30分钟。

2.将香菇和里脊肉切成丝，胡萝卜切成丁块。芥菜洗净后切成长3厘米、宽1.5厘米的长条。

3.将浸泡后的糙米倒入压力锅中，加水，大火煮沸后转中火煮20分钟，再转小火煮3分钟。

4.起油锅，下虾米爆香，依次放入胡萝卜、肉丝、芥菜、香菇丝，大火炒5分钟，至菜肴发出香味，加入适量盐和味精调味炒匀。

5.把煮好的糙米饭倒入炒菜锅中，与炒好的菜肴拌匀，放入电锅中，加少量水，焖5分钟。

2.牡蛎番茄饭

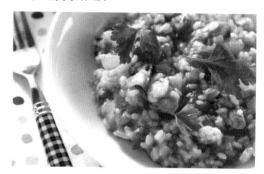

口感：酸酸的番茄唤起你的食欲，牡蛎嚼起来很有弹性，伴着浓郁的芝士味，让人回味无穷。

营养价值：强肝解毒，滋容养颜

　　牡蛎中含多种优良的氨基酸，能够提高肝脏的机能，抑制乳酸的积蓄，帮助加快消除疲劳，增进体力，其中所含的氨基乙磺酸又有降低胆固醇的作用；番茄不仅开胃，还有抗衰老、滋容养颜的功效。

材料：牡蛎150克、西红柿2个、米1碗、洋葱1/2个、黄油20克、白葡萄酒80毫升

汤汁：水600毫升、浓汤宝1个、盐胡椒少许、粉干酪4匙

做法：

1.用平底煎锅加热黄油，加上洋葱炒至透明后加上米，混合翻炒。

2.米变成半透明状后，注入白葡萄酒，大火翻炒，然后加上西红柿（剥皮、切丁）混炒。

3.将汤汁分两次加入，每次200毫升。

4.加入剩余的200毫升的汤汁和牡蛎，盖上盖，中火煮8～10分钟，加盐和胡椒调味。

5.最后加入干酪粉，均匀混合。

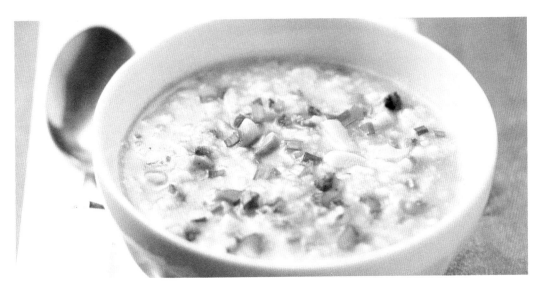

煮粥有门道，喝粥有讲究

你可别小觑了这小小的一碗粥，其中的学问和讲究还真不少，会煮粥、巧喝粥，不仅可以让你吃起来更有滋味，还可帮你防病、治病、养生延年。

清代养生家曹庭栋：
粥能宜人，老人尤宜

如皋人长寿的秘密：吃粥

据统计，江苏如皋全市人口145万人，百岁老人就达170余位，90岁以上的老人超过4000人，人均寿命75.5岁。他们长寿的独家秘诀就是"二粥一饭"，早晚吃粥，中午吃干饭。

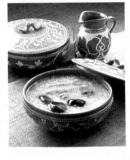

粥喝得多、喝得久了，自然也就有了感情。粥好消化，一有病就想喝粥，特别是大米粥。新鲜的大米香味似乎意味着一种疗养，一种悠闲，一种软弱中的平静，一种心平气和的对于恢复健康的期待和信心。新鲜的米粥的香味似乎意味着对于病弱的肠胃的抚慰和温存……大米粥还是一种药，能去瘟毒、补元气、舒肝养脾、安神止惊、防风败火、寡欲清心。大鱼大肉大虾大蛋糕大曲老窖都有令人起腻，令人吃勿消的时候，然而大米粥经得住考验而永存。

——摘自王蒙《我爱喝稀粥》

老年人喝粥的好处

宋代诗人陆游的养生经验颇重食粥："世人个个学长年，不悟长年在目前。我得宛丘平易法，只将食粥致神仙。"清代黄云鹄《粥谱》说："一省费，二味全，三津润，四利膈，五易消化。"

1.养胃益寿

华佗在《食经》说，食物需经"三化"才能被人体消化吸收。这三化指的是火化（烂煮）、口化（细嚼）和腹化（脾胃的消化）。老年人牙齿多有脱落，咀嚼功能下降，脾胃功能渐弱，口化和腹化功能下降，就要特别借重于火化烂煮的烹调，以便更多地吸收营养。喝粥不仅能帮助老人更好地吸收食物的营养，还有健脾养胃的特殊功效。

2.补益肾精和元气

中医有"年过半百而阴气自半"的说法，意思是说老年人不同程度地存在着肾精不足的问题。粥熬好后上面浮着一层黏稠形如膏油的物质——米油（俗称"粥油"），常喝粥油，可以起到增长体力、补益肾精的功效。其滋补力之强，丝毫不亚于人参、熟地等名贵的药材。

食粥：治病之功

中国的粥在四千年前主要是食用，约于两千五百年前开始作药用。这在古籍中都被一一记载，如：孙思邈《千金翼方》中载有用米糠煮粥以预防脚气病复发；李时珍《本草纲目》中用"胡萝卜粥"来预防高血压；《广济方》中以"薏苡仁粥"治脾虚泄泻、脚气浮肿等。

因人食粥：食粥也看体质

体质	特征	适合的粥	入粥食物
热性体质	口干咽痛、口舌生疮、面红多汗、大便干燥、面部痤疮等	寒性食物熬煮的粥	大麦、小麦、绿豆、薏米、小米、粟米、芹菜、苦瓜、藕、鸭肉、兔肉、西瓜、柚子、白梨等
寒性体质	面色苍白、怕冷、四肢发凉、大便稀、夜尿频多等	热性食物熬煮的粥	糯米、花生、栗子、核桃、大麦、韭菜、大葱、辣椒、羊肉、牛肉、石榴、荔枝、樱桃等
平性体质	阴阳平衡、寒热相宜	平性食物熬煮的粥	大米、小麦、胡萝卜、木耳、鹅肉、鸽肉、猪肉、苹果、枇杷等

贴士：粥油可代参汤

《本草纲目拾遗》中记载，米油"黑瘦者食之，百日即肥白，以其滋阴之功，胜于熟地，每日能撇出一碗，淡服最佳"。

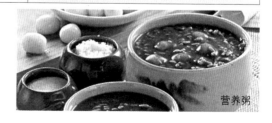

营养粥

老年人喝粥讲什么原则

●**一般老年人：** 除了根据体质特点选择适合自己的食物入粥外，还可以配合一些具有补肾健脑的果仁，特别是平常有些头晕、记忆力下降、耳鸣的老人。

●**有疾病的老年人：** 根据自身疾病的特点，选择有针对性的食疗功效的食物入粥。

煮粥的标准

清代文人袁枚在《随园食单》中自拟了煮粥的标准："见水不见米，非粥也；见米不见水，非粥也。必使米水融合，柔腻如一，而后谓之粥。"

择米：口味、营养相结合

择米，一看个人的口味喜好；二看营养价值。古代名医李时珍认为粳米、籼米、粟米等利小便，止烦渴，厚肠胃；糯米、秫米、黍米益气，治脾胃虚寒之泻痢吐逆。

白居易有句云：粥美尝新米。意思是煮粥之米，总以新米为上。但现代人更主张口味和营养相结合的混搭择米法，这样不仅可以让一些口感相对较差的粗粮变得好吃起来，也增加了粥的营养价值。譬如小米营养丰富，可滋润脏器，但不易消化；大米虽易消化，但营养价值不高，那么就可以将大米和小米以2:1的比例调配煮粥，再加入适量玉米楂、薏米仁，这样煮出来的粥，不仅容易消化，且营养丰富。又如用黑籼米煮粥时，可配些糯米，这样可以增加黏度，吃起来味道也更好。

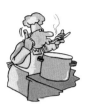

煮出好粥的小窍门

浸泡： 不同原料泡水时间也不同，如大米在煮粥前要先用冷水浸泡半小时，让米粒膨胀开。绿豆、糯米、薏米等不易煮烂的原料要泡3小时以上。

添水： 煮粥用水要一次加足，中途忌加水，否则粥会变稀，黏稠度和香味也会大打折扣。

火候： 清代曹庭栋在《粥谱》中说："煮粥以成糜为度，火候未到，气味不足，火候太过，气味遂减。"煮粥一般是先用大火烧滚，然后下米，再用小火熬煮。煮粥最忌中途撤火，粥不能离火，要始终保持在微滚状态，才能使粥达到水米融合的程度，否则粥味不浓。

搅拌： 俗话说"煮粥没有巧，三十六下拌"，为了让粥出稠，就要搅拌粥。开水下锅时搅几下，盖上锅盖，大火煮沸后，开始不停搅拌至酥稠状。小火慢熬时，应减少翻搅。

点油： 粥改小火后约10分钟时点入少许色拉油，不仅能令成品粥色泽鲜亮，且入口鲜滑。

底、料分煮： 大多数人煮粥时习惯将所有的东西一股脑全倒进锅里，这其实是个误区。特别是辅料为肉类及海鲜时，更应将粥底和辅料分开。

防溢妙招

开水下锅： 先淘好米，待锅中的水开再下米，就可以防止溢锅。

128

常用原料及功效：

粳米：健脾益气、滋养胃肠

糯米：补中益气、和胃止泻

黍米：清肺除热、和胃健脾

高粱米：和胃健脾、消积温中

小麦：补心益气、健脾厚肠

大麦：益气宽中、止渴除烦

荞麦：降血脂、降胆固醇

玉米：调中健胃、除湿利尿

粟米：补中益气、养胃益肝

薏米：健脾渗湿、清热排脓

绿豆：厚肠胃、解暑解毒

赤小豆：利小便、消水肿

四季养生粥如何配料？

季节	原则	口味	主食	可选用入粥的原料
春季	祛风散寒，养肝	宜清淡、辛甘	粳米、籼米	鸡肉、鸭肉、蚌肉、鳝鱼、章鱼、油菜、菠菜、韭菜、香菜、荠菜、芹菜等
夏季	清热解暑	宜清淡，适当吃点苦味	薏米、小麦、绿豆等豆类	火腿、牛尾、鱼肉、苦瓜、南瓜等；夏季瓜果产量丰富，可选用西瓜、草莓、枇杷等做水果粥
秋季	滋阴润燥	宜甘淡、少辛增酸	粳米、糯米、薏米	山药、百合、莲子、荸荠、柑橘、胡萝卜、海带、菌类、扁豆、番薯、梨等
冬季	温阳散寒	少咸多苦	黑米、糙米、糯米	羊肉、核桃、栗子、黑芝麻、乌骨鸡、菠菜、韭菜、萝卜等

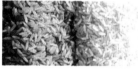

达人支招：

什么米煮粥最好吃？

新出的油黏米最好，煮粥时不要煮得太稠，大火煮开后四分钟停火，放在炉上过半个小时才吃，米是靠炉子的余温慢慢来熬开的，米油特别有营养。

将米打碎，煮粥更好吃

淘好米之后，用搅拌机将米打碎，或用搅拌机打成米浆，煮出来的粥更有厚重的香味，口感也很好。

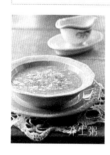

贴士：南粤粥疗歌

要想皮肤好，粥里加红枣。

若要不失眠，煮粥添白莲。

心虚气不足，粥加桂圆肉。

消暑解热毒，常食绿豆粥。

乌发又补肾，粥加核桃仁。

梦多又健忘，粥里加蛋黄。

喝粥的时间：早晚宜喝粥

一般食粥宜空腹，作早晚餐时食。

每日早起，空腹胃虚，食粥一大碗，与肠胃相得，最为饮食之妙诀。晚间喝粥也不错，能帮助提升睡眠质量。苏东坡就曾留有一言："夜饥甚，吴子野劝食白粥，云能推陈致新，利膈益胃。粥既快美，粥后一觉，妙不可言。"

养生学家推崇的四季养生粥

春季：枸杞粥、决明子粥、芹菜地黄黑米粥、羊肝胡萝卜粥、山楂大枣粥、荠菜粥等。

夏季：荷叶粥、莲子粥、百合粥、赤豆粥、冬瓜粥、黄芪粥、银耳粥等。

秋季：甘蔗粥、玉竹粥、沙参粥、生地粥、黄精粥、梨子粥、菊花粥、牛肉粥等。

冬季：羊脊骨粥、腊八粥、海参粥、人参粥、大枣粥、萝卜粥、芝麻粥等。

以粥食补

以粥食补，既可保健养生，又对治疗疾病有辅助疗效。

功效	适应的粥
补阳	韭菜粥、虾米粥、肉桂粥、苁蓉羊肉粥、羊脊骨粥等
补阴	猪骨头粥、百合粥、燕窝粥、蟹肉莲藕粥、沙参玉竹粥、地黄枣仁粥等
补气	南瓜粥、黄芪粥、榛子粥、栗子粥、人参粥、肥鸽糯米粥、泥鳅粥等
补血	当归粥、桑椹粥、木耳山楂粥、赤豆花生粥、糯米阿胶粥、山药桂圆粥等
气血双补	羊肉粥、木耳粥、花生粥、薏米红枣粥、人参鸡粥、参芪地黄粥等
补脾养胃	山药米仁粥、白术猪肚粥、人参茯苓粥、干姜暖胃粥、花椒粥、刀豆香菇粥、苹果羊肉粥、茴香粥、腐竹白果粥等
补心养肺	猪肺粥、杏仁粥、莴苣粥、桂圆粥、山药蛋黄粥、莲子桂圆粥等
补肝肾	甲鱼粥、猪肾粥、猪肝粥、熟地粥、荠菜粥、枸杞子粥、人参哈蚧粥等
延年益寿	萝卜粥、甘薯粥、玉米粥、山药粥等
美容美发	油菜花粥、猪蹄粥、何首乌粥、胡桃粥、虾仁龟芪粥等
益智	鹌鹑粥、芝麻粥、人参莲肉粥、柏子仁粥、鱿鱼粥等
祛暑	荷叶粥、绿豆粥、藿香粥、睡莲花粥、刺梨汁粥、金银花三鲜粥等
清热	茄子粥、丝瓜粥、蒲公英黑豆粥、香椿粥、马齿苋粥、莼菜粥等
止咳平喘	罗汉果粥、川贝母粥、蘑菇粥、枇杷叶生姜粥等
渗湿利水	冬瓜粥、大麦粥、田鸡粥、桂心粥、冬瓜赤豆粥等
泻下	香蕉粥、蜂蜜粥、紫苏麻仁粥、松子仁粥等

"粥"到病除

神仙粥——治感冒

此粥对年老体弱者感冒尤有特效，可治由风寒引起的头痛、浑身酸软、乏力、发热等症，特别是在患病三天内服用。

原料：葱白7段、生姜7片、糯米50克

煮的秘诀：将糯米煮成稀粥后加入葱、姜煮5分钟左右，加入米醋约50毫升，搅匀。趁热连服3～5次即可见效。

黄芪大枣粥——补心肺

黄芪入粥，对中老年人的心肺功能有一定作用，且具有保护肝脏的功效，可作为慢性肝炎的补助饮食。大枣养血安神，常吃具有抗衰老功效。

原料：黄芪30克、大枣10枚、粳米50克

煮的秘诀：先将黄芪加水(800毫升)煎30分钟，去渣留汁，再入大枣、粳米煮成粥。

红枣羊胫骨糯米粥 —— 补血

现代医学认为骨髓是造血器官。俗话说，"以骨入骨，以髓补髓"，羊胫骨有健腰固齿、补血的效用。将羊胫骨的补骨生髓作用与红枣的补血作用相结合，相得益彰。

原料：红枣20枚、糯米100克、羊胫骨

100克

煮的秘诀：羊胫骨要切成碎块，洗净后煮约1小时。汤中加入浸泡后的米熬粥，待粥煮至八成熟时加入红枣，至米熟烂。

猴头玉米粥——降血脂

猴头菇肉嫩香醇，被称为素中荤，含有丰富的蛋白质、核黄素、烟酸以及人体需要的多种维生素，具有组织修复和增强细胞活力的功效；玉米面中含有较多的不饱和脂肪酸，对人体内脂肪与胆固醇正常代谢、冠心病、动脉硬化、降低高血脂有食疗作用，老年人常食尤宜。

原料：猴头菇100克、玉米面200克

煮的秘诀：先煮玉米面至八～九分熟，再入切碎的猴头菇，慢火煮成粥。

芹菜枸杞粥——降压

高血压这种病，在中医里面讲起来一般属于阴虚阳亢。白菊花和芹菜对阳亢，枸杞子对阴虚，高血压人群食此，降压效果绝佳。

原料：粳米60克、芹菜50克、枸杞15克、白菊花15克

煮的秘诀：此粥熬稀一点为佳，粥色变绿即可起锅。

陈皮鲫鱼粥——调畅脏腑

老年人吃鱼好处多，常喝此粥具有调畅脏腑的功能，从而达到补虚并延缓衰老的效用。

原料：鲫鱼5条、高粱米50克、陈皮末、胡椒粉、葱

煮的秘诀：鱼去内脏及骨刺，将鱼肉与米、陈皮加水同煮成粥，最后加胡椒粉等调料。

南瓜燕麦粥——降血糖

南瓜有降糖、健脾养胃的功效，百合滋阴清热，燕麦含有丰富的膳食纤维，对控制血脂、血糖有益。

原料：燕麦100克、南瓜60克、百合50克、枸杞10克

煮的秘诀：将全部食材放入锅内煮沸之后，再加入麦片，焖三分钟后食用。

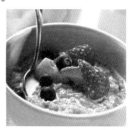

燕麦粥

萝卜粥——化痰止渴

萝卜营养丰富，煮成稀粥后可化痰止渴，消食和胃，对于有老年性便秘的人来说，每天坚持服用此粥，更有食疗通便、饮食养生的功效。

原料：青萝卜150克、粳米100克

煮的秘诀：萝卜切薄片捣成汁，与粳米加水煮成稀粥。

补精黑米粥——滋肾补精

肉苁蓉乃滋肾补精血良药，老人燥结与精少，宜煮粥食之。与黑米同煮，更有补气益精、滋肾补精的功效。

原料：肉苁蓉30克、黑米100克、羊肉100克

煮的秘诀：肉苁蓉用沙锅煮烂，然后去渣，再入羊肉、黑米同煮。

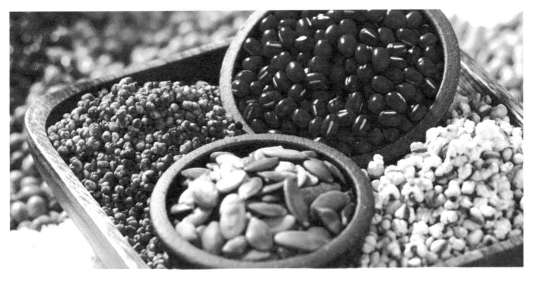

巧吃粗粮更营养

最新资料：美国科学家的研究结果表明，吃较多（平均每天2.5份）全谷类食物的人群与吃较少（每天吃0.2份）全谷类食物的人群相比，心脏病、中风、致死性心血管疾病减少21%。

吃粗粮的5大好处

1. 什么是粗粮?

粗粮就是指除大米、面粉以外的粮食，包括各种谷类和豆类，比如：小麦、高粱、小米、玉米、糙米、荞麦、大麦、燕麦、黑豆、蚕豆、绿豆、豌豆、南瓜等等。

2. 吃粗粮有什么好处?

（1）B族维生素和矿物质含量高

B族维生素主要集中在谷粒外层，且粗杂粮中的钾、钙、生物类黄酮的含量也比细粮丰富。

（2）膳食纤维含量高

粗粮中丰富的膳食纤维进入胃肠道，吸水膨胀，使大便变软，促进肠道蠕动，起到防治便秘和痔疮的作用。减少肠道分解产生的酚、氨及细菌毒素等在肠道中的停留时间，因此能防癌。

（3）防止能量过剩和肥胖

粗粮中膳食纤维有很强的吸水能力或结合水的能力，可增加胃内容物容积，增加饱腹感，从而可减少食物摄入，有利于控制体重，防止肥胖。

132

(4) 调节血糖

粗杂粮或全谷类食物，餐后血糖变化小于精制的米面，血糖指数较低，可延缓糖的吸收，有助于糖尿病人控制血糖。

(5) 防治心血管疾病

粗杂粮中含丰富的可溶性膳食纤维，可减少肠道对胆固醇的吸收，促进胆汁的排泄，降低血液胆固醇水平。同时富含植物化学物如木酚素等，具有抗氧化、预防动脉硬化、降低心血管疾病危险性的作用。

各种粗粮的特色营养

小麦：小麦有健脾益肾、养心安神的功效。心烦失眠者可用小麦与大米、大枣一起煮粥服食。

此外，麦麸含高膳食纤维，对高脂蛋白血症、糖尿病、动脉粥样硬化、痔疮、老年性便秘、结肠癌都有防治作用。

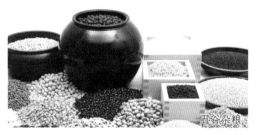
五谷杂粮

小米：小米富含色氨酸、胡萝卜素，适用于脾胃虚热、反胃呕吐、腹泻及病后体虚者。小米粥上面浮的一层细腻的黏稠物，俗称"米油"。中医认为，米油的营养极为丰富，滋补力最强，有"米油可代参汤"的说法。小米也是很好的安眠食品。

> **禁忌**：淘洗多次或用力搓洗，会使小米外层的营养素流失。小米不要和杏仁同食，会令人吐泻。

玉米：含有丰富的钙质和脂肪。其胚芽含52%不饱和脂肪酸，是精米的4～5倍。玉米油中的亚油酸对防止高血压、冠心病有积极作用。此外，它还有利尿和降低血糖的功效，特别适合糖尿病患者食用。

美国科学家还发现，吃玉米能刺激脑细胞，增强人的记忆力。玉米中所含的黄体素和玉米黄质可以预防老年人眼睛黄斑性病变的发生。

玉米中还含有一种特殊的抗癌物质谷胱甘肽。

> **禁忌**：避免一次食用过多，易导致胃闷胀气；霉玉米千万别吃。

苡米：又叫薏米，其所含蛋白质远比大米、面粉高，易消化吸收，对减轻胃肠负担、增强体质有益。苡米有抗肿瘤、增强免疫力、降血糖等功效。苡米中含有的薏苡素对横纹肌有抑制作用，可减少皱纹，爱美的人不妨多吃。

糙米：即没有经过精磨的米，富含人体不可缺的B族维生素。B族维生素防止白发、脱发，美发效果佳，可促进肠胃蠕动，增强消化及吸收功能，防止胀气、腹痛、便秘，避免肥胖，并强化神经系统，防治脚气病。

红豆：富含铁，能补血、促进血液循环及活化心脏，利尿。

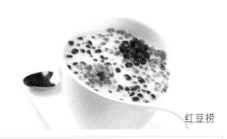

红豆捞

禁忌：红豆有利尿的效果，所以尿多的人要避免食用。

荞麦：荞麦的营养价值是谷物中最丰富的。荞麦中含有较多的矿物质，特别是磷、铁、镁，对于维持人体造血系统的正常生理功能具有重要意义。

高粱：高粱的主要功效是补气健脾、养胃止泻。

红薯：富含胡萝卜素、维生素C、镁以及丰富的纤维，易消化，有助排便。

燕麦：必需氨基酸含量很高，而且分布平衡，润肠通便。

怎么吃粗杂粮？

原则1：粗粮摄入要适量，中老年人每天最好能吃2两粗粮

每天应该选择2～3个以上品种的谷类食品，做到粗细搭配，可减少若干慢性疾病的发病风险，帮助控制体重。建议中老年人每天最好吃2两粗粮，相当于三餐中一餐主食的量。

原则2：豆粮混搭，让营养加倍

豆粮混搭，可以取长补短，提高谷类蛋白质的营养价值。豆类中的赖氨酸补充了谷类的不足，而谷类中的蛋氨酸又补充了豆类的不足，这样就提高了蛋白质的生物利用率，增加了膳食中蛋白质的供给。北方人吃的杂合面，就是玉米、黄豆的混合面，可提高食物蛋白质的营养价值。

原则3：粗粮既要松软可口，又要防止营养流失

粗杂粮较坚硬，难以咀嚼消化。在制作时要以烧、蒸、煮为主，避免油腻、煎、炸、烟熏等方式，因为这些方式会使食物更坚硬。

粗粮巧做不能过细

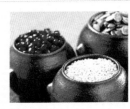

有的人在制作菜肴时，一味追求口味，诸如：将红豆等去皮，只取细腻的豆沙，这样，膳食纤维也就流失了。所以，做粗粮一定要避免过细。

好吃、营养的粗粮美食

小米排骨

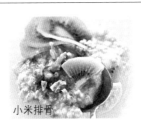

小米排骨

主料：精排骨500克、小米250克

配料：葱、姜、花雕酒（葡萄酒也可）、五香粉、精盐、鸡精、生抽、麻油、猕猴桃少许

做法：1. 泡去排骨的血水，挤干水分，切成大约1寸长左右的排骨段，然后加入葱末、姜末、花雕酒、五香粉、精盐、

鸡精、生抽等调料，可以按照自己的口味加，与排骨段搅拌均匀，放在一边待用。

2．干小米要用水泡透。拿来拌好调料的排骨段，把每一段均匀地包裹上小米。

3．放入蒸锅，旺火蒸大约30分钟，即可出锅。点缀上猕猴桃片，更营养美观。

> **功效**：排骨提供动物脂肪和蛋白；小米营养丰富，强身健体；猕猴桃提供丰富的维生素C。

田园风味三明治

材料：方面包片、土豆片、红薯片、南瓜片、白菜叶儿、红萝卜片

做法：将土豆片、红薯片、南瓜片、白菜叶、红萝卜片等在水中焯熟，用面包片夹上，撒少许盐，放至微波炉里烤熟即可。

> **功效**：嗜辣的，可用椒盐代替盐；若觉得太素，可配香肠或火腿片，强化营养。

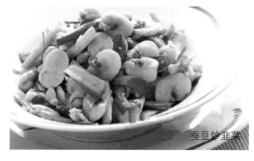
蚕豆炒韭菜

蚕豆炒韭菜

主料：蚕豆2/3碗、韭菜150克

配料：生姜末1小匙、糖、盐各1/2小匙、料酒1小匙、葱蒜末各1/2小匙、香油1小匙、水1/2杯

做法：1．蚕豆剥去外壳、韭菜洗净沥干后切段备用。2．起油锅加油3大匙，放入生姜末爆炒至金黄色。3．将蚕豆放入锅中并加水1/2杯，炒至熟软。4．最后加入韭菜、其余调味料拌炒片刻即成。

> **功效**：蚕豆提供植物蛋白；韭菜提味，促进食欲，降低血脂，帮助排毒。

海米糙米粥（2人份）

原料：海米1大匙、小排骨240克、糙米1杯、盐2小匙、胡椒粉适量

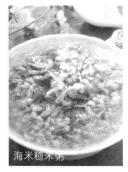
海米糙米粥

做法：1．糙米淘净，以清水浸泡2小时，沥干。2．小排骨洗净余烫去腥，捞起；海米以冷水浸软去杂质。3．将1、2的材料放进锅子煮，加8杯水（电锅用量杯）煮成粥。4．待米粒成糜烂状、排骨熟烂即可加盐调味、熄火，撒上胡椒粉食用。

> **功效**：糙米防止白发、脱发，还可促进肠胃蠕动，防胀气、便秘，海米补充蛋白质、钙质。

赤小豆玉米饭（2人份）

主料：赤小豆50克、玉米50克、大米100克

做法：1．把赤小豆、玉米、大米淘洗干净。2．先把赤小豆、玉米放入锅内，加水400毫升，煮沸，用文火煮30分钟，待用。

3．再把大米和上述已煮好的赤小豆、玉米同放电饭煲内，加水适量，如常规煲饭，将饭煲熟即成。

> **功效**：利水除湿，降血压。可做高血压患者的主食，四季皆宜。

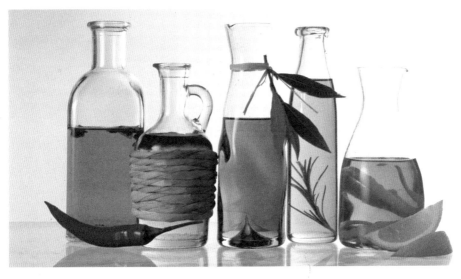

健康高明"食油法"

　　每天烹饪都离不开油，面对超市中琳琅满目的食用油，究竟吃哪种油更健康呢？其实，只要了解各种食用油的营养成分，选择就变得简单多了，并且，如何使用油、如何保存油、炒菜时油温是多少，都非常有讲究。

食用油的种类

1. 按国家标准分：一级油、二级油、三级油、四级油。

2. 按油的品种分：

动物油：猪油、牛油等。

植物油：豆油、菜籽油、花生油、芝麻油、玉米油、红花籽油等。

3. 按脂肪酸类别分：

饱和脂肪酸类油：动物油脂等。

单不饱和脂肪酸类油：菜籽油、橄榄油等。

多不饱和脂肪酸类油：葵花籽油、大豆油、葡萄籽油等。

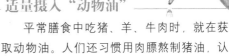

适量摄入"动物油"

　　平常膳食中吃猪、羊、牛肉时，就在获取动物油。人们还习惯用肉膘熬制猪油，认为吃着香，但是，摄取动物油必须适量。

　　猪油含较高的饱和脂肪酸，吃得太多易引起高血脂、脂肪肝、动脉硬化、肥胖等，但也不要不敢吃，因为其含的胆固醇是人体制造类固醇激素、肾上腺皮质激素、性激素和自行合成维生素D的原料。猪油中的α-脂蛋白能延长寿命，这是植物油中所缺乏的。

色拉油、调和油、精制油是一些什么油?

●**色拉油**：提炼得比较彻底，因此没有什么味道，颜色很淡，大豆色拉油、菜籽色拉油都如此，只要用这种工艺加工出来的油都叫色拉油。色拉油将油里所有的伴随物都提炼掉了，实际上，有些伴随物营养价值很高，比如维生素E、卵磷脂等，因此，色拉油中的营养物质也会有所流失。

●**调和油**：是指由两种或两种以上的油，根据一定比例调配而成。现在市场上的调和油大多由菜籽色拉油、大豆色拉油添加花生油、芝麻油调配而成，香味好，营养也较为全面。

●**精制油**：是一个习惯性说法，国家并无明确规定，通常说的精制油低于一级油。

7种食用油的营养价值比较

1. 橄榄油

在食用油中，所含的单不饱和脂肪酸属于最高的一类，有良好的降低低密度胆固醇（坏胆固醇），提高高密度胆固醇（好胆固醇）的作用，所以能预防心脑血管疾病，减少胆囊炎、胆结石的发生。橄榄油还含维生素A、D、E、K、胡萝卜素，对改善消化功能、增强钙在骨骼中沉着、延缓脑萎缩有一定的作用。

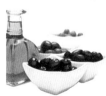

橄榄油价格贵，味淡，缺乏诱人的香味，所以大多数中国人对它的口味不太欢迎。

2. 大豆油

大豆油的色泽较深，有特殊的豆腥味；热稳定性较差，加热时会产生较多的泡沫。从食用品质看，大豆油不如芝麻油、葵花子油、花生油。

大豆油含有丰富的亚油酸，有显著的降低胆固醇含量、预防心血管疾病的功效；大豆中还含有维生素E、维生素D、卵磷脂，对人体健康有益。大豆油的人体消化吸收率达98%。

3. 茶籽油

所含单不饱和脂肪酸与橄榄油相仿，所以有"东方橄榄油"之称。

4. 菜籽油

因含有较高的单不饱和脂肪酸，可减少心血管疾病的罹患，但芥酸较高，需要精制脱酸处理，稳定性较差。价格也较便宜。

5. 花生油

花生油淡黄透明，色泽清亮，气味芬芳，滋味可口，是一种较易消化的食用油。花生油的脂肪酸构成较好，还含有麦胚酚、磷脂、维生素E、胆碱等对人体有益的物质。

经常食用花生油，可以防止皮肤老化，保护血管壁，防止血栓形成，有助于预防动脉硬化和冠心病。花生油中的胆碱，还可改善人脑的记忆力。

6. 芝麻油

芝麻油分普通芝麻油和小磨香油。芝麻油的消化吸收率达98%。芝麻油中含有特别丰富的维生素E和较丰富的亚油酸，常吃可调节毛细血管的渗透作用，加强人体组织对氧的吸收能力，改善血液循环，促进性腺发育，延缓衰老。

7. 葵花籽油

精炼后的葵花籽油呈淡黄色或青黄色，气味芬芳，滋味纯正。寒冷地区生产的葵花籽油和温暖地区生产的，其脂肪酸构成不同。葵花籽油的人体消化率为96.5%，它含有丰富的亚油酸，有显著降低胆固醇、防止血管硬化和预防冠心病的作用。

各种油所含的脂肪酸：

名称	单不饱和脂肪酸	多不饱和脂肪酸	饱和脂肪酸
茶籽油	78.6%	6%	14%
橄榄油	72.3%	10%	15%
菜籽油	58%	36%	6%
花生油	47%	32%	19%
芝麻油(麻油)	54%	30%	16%
猪油	47%	15%	37%
玉米胚芽油	29%	57%	14%
葵花籽油	25%	63%	11%
大豆油	23%	62%	15%

怎样选好油？
脂肪酸比例、消化率、维生素含量

判断一种食用油好不好，主要有三个指标：

一、脂肪酸的构成比例是否合理

一般而言，动物脂肪(油)中的饱和脂肪酸含量多，不饱和脂肪酸含量少，而植物油则与之相反。

二、消化率是否高

由于动物脂肪比植物油的熔点高，这会影响人体消化吸收，导致其在营养的消化率上也不如植物油好。

三、维生素含量是否丰富

植物油中大都含有丰富的维生素E，而动物脂肪中，如鱼肝油、蛋黄油等含维生素A、维生素D，两者在营养上各有千秋。

脂肪酸的比例决定油的营养价值

脂肪酸分为三类：饱和脂肪酸、单不饱和脂肪酸、多不饱和脂肪酸。单不饱和脂肪酸是油酸；多不饱和脂肪酸是亚油酸、亚麻酸等。

饱和脂肪酸只可占总热量的0%－10%。动物油中含饱和脂肪酸较多，如猪油含37%，植物油中椰子油、棕榈油的饱和脂肪酸含量也较高。食用含饱和脂肪酸高的食物会导致血胆固醇浓度上升，因此，不宜多食用。

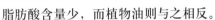

138

多不饱和脂肪酸可占总热量的3%～7%。多不饱和脂肪酸含量高的植物油，如红花籽油、玉米油、葵花籽油等，适量食用，可降低血液中的胆固醇，对心脏病患者也有益。但食用过量可导致某些癌症及胆结石，因为多不饱和脂肪酸在体内容易遭受氧化破坏，可能成为某些心脏病和癌症发病的诱因。

单不饱和脂肪酸因可预防冠心病等心血管疾病，因此，占总热量的比例不限。单不饱和脂肪酸含量较高的为茶籽油、橄榄油等。从这个意义上说，茶籽油、橄榄油是最好的食用油。三高（高胆固醇、高血糖、高甘油三酯）人群，首选这类植物油。

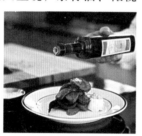

学会看标签

一、选等级。油分四个等级，一等最好。购买时要注意查看产品外包装上的标注。

二、认准非转基因产品。国家规定食用油是否含转基因成分，也要在标签上说明，购买时可查看标签。

三、压榨、浸出各取所需。压榨油有香味，浸出油没杂质。压榨油就是用物理压榨的方法"榨油"，一般花生油和香油都采用这种工艺。而浸出法是针对大豆、菜籽而言的，采用化学物质进行分离和提取，炼出来的油杂质全被滤掉了，自然也没香味。目前，这两种方式都是安全的，购买时可根据自己的需要选择。

四、看保质期。生产日期越近的油，质量越好。建议购买小包装的产品，尽快吃完，然后可以调换别的品种。若为了贪图方便，购买大桶的食用油，吃不完很容易变质坏掉。

温馨提示

●目前花生油供应底价最少也已达到10元／斤，所以低于这个价格的花生油多是含有水分的产品，可能掺杂了棕榈油、大豆油等其他相对低价的油种。

●玉米、花生这两种原料如果在加工前储存不当，很容易产生黄曲霉毒素，这是一种致癌物质。所以，在选购这两种油时，一定要选信誉好的厂商生产的。

●零售散装的油不要购买。

怎样健康用油？
限量、低温、多品种

每人每天只能吃25克油

为改变市民不良饮食习惯，帮助他们降低食油量，北京、青岛等地政府部门自2008年开始，陆续为市民免费发放容量为525克的油壶。这个油壶以一个人每天标准食油量25克来计算，是一个三口之家一周的食油量。

警惕隐形用油

炒菜是明明白白地用油，另外，还有隐形用油，比如：点心，大部分面点是用油加工的，所以脂肪含量非常高。

坚果类食物含油量也非常高，一勺

油等于15～20粒花生米，或等于1.5～2个核桃，所以，吃坚果时一定要限量。

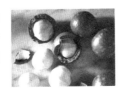

吃油不能太专一

中国营养学会在《中国居民膳食营养素参考摄入量》中推荐：中国居民成人膳食脂肪摄入量应占总能量的20%～30%，其中饱和脂肪酸、单不饱和脂肪酸、多不饱和脂肪酸的总摄入比例应接近，三种脂肪酸比例大概应在1:1:1左右。

但是，没有一种植物油能达到这个比例，要靠油脂企业合理调配不同品种的调和油，或是消费者搭配食用不同品种的油。

专家建议，可选择橄榄油一份（或者茶籽油）、花生油一份（或者大豆油、玉米胚芽油），就可以得到比较完美的配比，而饱和脂肪酸主要来源于动物油。

尽量低温用油，烹饪时不冒烟

可大致了解每一种油的冒烟点。注：凉拌＜49℃，水炒（100℃），中火炒163℃，煎炸190℃

油的种类	冒烟点	适合烹饪方式
葵花籽油	107℃	凉拌、水炒
菜籽油	107℃	凉拌、水炒
大豆油	160℃	凉拌、水炒、中火炒
玉米油	160℃	凉拌、水炒、中火炒
橄榄油	160℃	凉拌、水炒、中火炒
花生油	160℃	凉拌、水炒、中火炒
芝麻油	177℃	凉拌、水炒、中火炒
奶油	177℃	水炒、中火炒
猪油	182℃	水炒、中火炒
杏仁油	216℃	凉拌、水炒、中火炒、煎炸
椰子油	232℃	水炒、中火炒、煎炸

怎样保存油?

一、低温。在高温下，油脂的化学反应和氧化反应加快，容易导致酸败。因此，油瓶应远离炉灶，放在阴凉处。

二、少氧。氧气越浓、接触面越大、接触时间越长，越会加速油脂酸败。因此，每次用油后，及时盖紧油桶盖。

三、避光。油在光照条件下，会加速氧化酸败。在紫外线的作用下，还会生成不良气味。因此，油不宜装在透明的容器内。

四、防水。容器应定期清洗，并滤干水分再用，因为水分也会加速油的水解和氧化酸败。

食用油保存容器有讲究

金属桶装油可保存两年；玻璃瓶可保存1～2年；塑料桶可保存0.5～1年。

储油小窍门

●将花生油、豆油倒入锅内加热，放入少许花椒、茴香，待油冷后，倒进搪瓷或陶瓷容器中存放，不但不易变质，用来炒菜也特别香。

●猪油熬好后，趁其未凝结时，加进一点白糖或食盐，搅拌后密封，可久存而不变质。

●小磨麻油在贮存过程中容易酸败，可加入精盐少许。倒入洗净棕色玻璃瓶中，拧紧瓶盖，切勿用橡皮等有异味的瓶塞。

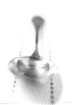

菜肴巧搭配，营养会加倍

烹制菜肴过程中，搭配是关键。搭配不好会相克，搭配合理可以起到营养互补、相辅相成的作用，发挥其对人体保健的最大作用。

荠菜豆腐羹并不营养

荠菜和豆腐搭档，看似营养的搭配其实并不合理，荠菜中的草酸与豆腐中的铁钙会形成名叫草酸钙的沉淀物，食用会造成人体对钙的吸收困难。小葱拌豆腐也是同理。长期食用这类搭配组合的菜，易发生缺钙而出现小腿抽筋、软骨症、易骨折等病症。

"如果说厨房是最好的药房，那么食物就是最好的药。"

合理搭配菜肴，可提高营养吸收率，好似你在吃最好的补药，可以帮你调养一些慢性病；相反，若搭配错误，就好像吃错了药，为你埋下隐患。

搭配得宜能益体，搭配失宜则成疾

今年54岁的张先生腿常抽筋，都说吃豆制品可以补钙，于是张先生的餐桌上多了许多豆制品菜肴，大葱炒豆腐、荠菜豆腐羹、小葱拌豆腐……可是吃了大半年，小腿的抽筋症状非但没有好转，相反更严重了。偶然一次机会从营养师那里才知道，原来自己吃错了……

食物的营养贵在巧搭配

"土豆炖牛肉"是家中饭桌上的常客，味道不错，但你知道吗，从健康角度讲，并不提倡长期食用。因为土豆和牛肉在被消化时所需的胃酸浓度不同，会延长食物在胃中的滞留时间，影响消化，导致肠胃功能的紊乱。

随着人们对健康的关注，对食物的要求越来越高，菜肴仅色香味俱全还不够，还要吃得营养、健康。

多数菜肴营养素含量怎样，并不光取决于主料营养素，还要考虑辅料含有的营养素。调味品本身也含有营养素，什么菜肴放什么调味品既可美味菜肴，又可增加营养价值，我们应当引起重视。

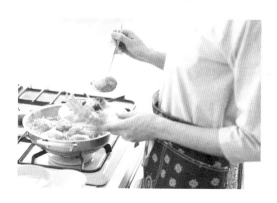

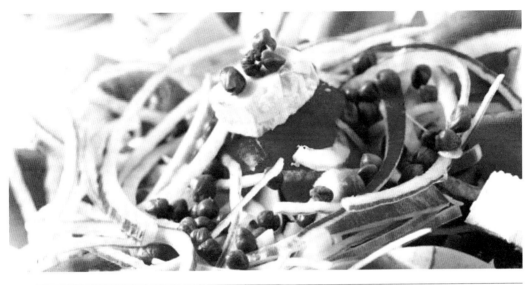

巧打餐桌上的营养算盘

1.荤素组合，酸碱平衡：荤素搭配着烧，不仅充分发挥了不同食物的营养特点，还能够中和酸碱平衡，使菜肴的营养成分更为全面，更容易调动食欲。（荤食多为酸性食物，吃多了会让人感到身体疲乏、增加患病的几率；而蔬菜、水果、豆类等为碱性食物，可以中和这些荤食的酸性。）

2.色泽巧搭配，营养更丰富：蔬菜的颜色不同，营养成分及含量也不同。绿色蔬菜如菠菜、青菜等维生素含量较多；黄色蔬菜如胡萝卜、南瓜、韭黄等，富含维生素E和黄碱素（有抑癌作用）；红色蔬菜如西红柿、红薯，含有抗感冒因子，能够增加人体抵抗力；黑色蔬菜如茄子、香菇，能刺激人的内分泌和造血系统；白色蔬菜如茭白、莲藕则含有丰富的蛋白质和人体所必须的氨基酸，对高血压和心肌病患者有

益处。

各种蔬菜按其颜色特性进行科学配食，不仅能美化菜肴，促进食欲，而且能使食者获得更加全面的营养成分。

3.两大忌讳不可犯：一是相恶，即两种食物同食后，由于相互牵制，使原有的功能降低甚至丧失。如吃羊肉、狗肉之类温补气血的食物，尽量不要同时吃绿豆、鲜萝卜、西瓜等，否则会减弱前者的温补作用。二是相反，即两种食物同食时，能产生毒性反应或腹泻等明显的副作用，比如蜂蜜反生葱、黄瓜反花生、鹅肉反鸭梨等。

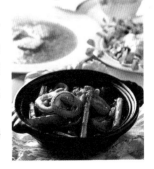

142

✕错误搭配：

1.豆腐＋菠菜： 豆腐里含有氯化镁、硫酸钙；菠菜中则含有草酸，搭配在一起会生成草酸镁和草酸钙，不仅影响人体吸收钙质，还容易诱发结石症。

2.猪肝＋菠菜： 猪肝含有丰富的铁质，不能与含纤维素多的芹菜、萝卜、甘薯同食，也不宜与含草酸多的蕹菜、苋菜、菠菜一起食用。因为纤维素与草酸会影响人体对上述食物中铁元素的吸收。

3.萝卜＋木耳： 萝卜性平微寒，与木耳同食，对某些特殊敏感性体质的人易引起过敏性皮炎。

✓正确搭配：

1.鱼香茄子： 保有了茄子所含的营养元素——维生素P，有效预防心血管疾病。加入醋有利于保持其中的维生素E和多酚类的活性。

2.西红柿炒鸡蛋： 鸡蛋中含有丰富的维生素和蛋白质，如B族维生素、尼克酸、卵磷脂等，但唯独缺少维C，西红柿中含有大量维C，正好弥补了它的缺陷。

不能一起吃的食物

猪肉菱角同食会肝痛，柿子红薯搭配结石生；鸡肉芹菜相忌伤元气，洋葱蜂蜜相遇伤眼睛；

牛肉栗子食后会呕吐，萝卜木耳成双生皮炎。羊肉西瓜相会是互侵，豆腐蜂蜜相拌耳失聪；

兔肉芹菜同食伤头发，菠菜豆腐色美实不宜；鹅肉鸡蛋同桌损脾胃，胡萝卜白萝卜相互冲；

狗肉如遇绿豆会伤身，番茄黄瓜不能一起食；黄鳝皮蛋不可同道行，黄瓜进食之后忌花生；

鲤鱼甘草加之将有害，萝卜水果不利甲状腺；蟹与柿子结伴会中毒，香蕉芋艿入胃酸胀痛；

甲鱼黄鳝与蟹孕妇忌，马铃薯香蕉面部起斑；鸡蛋再吃消炎片相冲，牛肉橄榄食后涨肚子。

食物营养，贵在搭配

1.西兰花番茄→抗癌力量加强

西兰花和番茄一起吃可以预防前列腺癌，主要是由于番茄具有番茄红素，而西兰花含有硫葡萄糖甙。这两种蔬菜一起吃抗癌力量尤为显著。

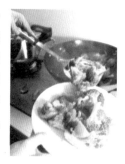

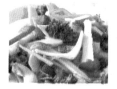

此外，西兰花炒菌菇，也是一道美味又营养的健康佳肴。

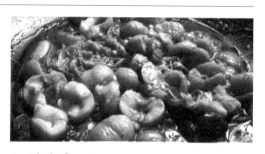

2.栗子鸡→造血机能增加

栗子有丰富的营养价值，能厚胃肠、补肾气、强筋、活血、消肿等功效。它与鸡肉是饭碗里的情侣。鸡肉补脾造血，栗子健脾，脾健则有利于吸收鸡肉的营养成分，造血机能也会随之增加。

3.鱼烧豆腐→降胆固醇更佳

一道脍炙人口的风味菜，鱼和豆腐均为细嫩之物，二者同烧，使鲜美的鱼味渗入豆腐之中，食之

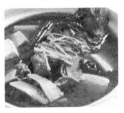

更加清淡鲜香。豆腐中含有的脂肪成分具有降低胆固醇作用。而鱼含的不饱和脂肪酸，能防止动脉硬化。豆腐和鱼搭配着食用，降低胆固醇的作用被大大强化了。

营养建议：豆腐中的含硫氨基酸较少，烹调时可搭配鱼、鸡蛋、海带、排骨等食物，以提高豆腐中蛋白质的利用率。做鱼烧豆腐时，用老豆腐比较好，再放一些蔬菜和香菇，无论口味还是营养都更佳。

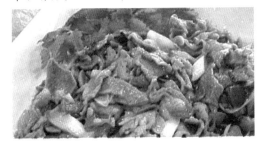

4.葱爆羊肉→口感与健康兼顾

羊肉的蛋白质与饱和脂肪含量较高，吃多了不但容易上火，还有增高胆固醇的危险。在烹制羊肉时，加些洋葱，可以起到抵消作用，防止人体对羊肉中胆固醇和脂肪的过量吸收，营养又健康。

【做法】1.羊肉用生抽、鸡精和干淀粉抓拌，腌10分钟，倒出汁料，沥干备用。2.大火加热待极热时，爆炒羊肉1分钟后盛出。3.大火加热，放入洋葱丝、蒜片、葱

段，煸2分钟至飘出香味。将炒过的羊肉入锅一同翻炒，调入白醋、香油、白砂糖。勾芡后撒上香菜和白芝麻即可。

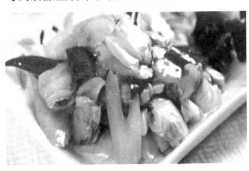

5.芹菜炒蛤蜊肉→消除疲劳效果更佳

芹菜是钾的优质来源，且含铁量高，能利水降压；蛤蜊肉滋养肝肾，生津利水。二者搭配，非常适合平时工作劳累过度，夜尿多、口干舌燥、腰膝酸软的人食用。

【做法】将生姜末和蛤蜊肉入锅炒熟，再下芹菜段微炒，加入料酒、盐等调味料，起锅时放少许麻油即可。

6.乌参双鲜煮小虾→鲜味增加，营养互补

鲜淮山、鲜百合配合上乌参，一道高蛋白低脂的佳肴，具有补肾、益精髓、滋阴润肺之功；含大量的黏蛋白，其中硫酸软骨素的成分，具有延缓衰老的功效。配以小虾增加了鲜味的同时，也增补了维生素和无机物质的不足。而鲜淮山、鲜百合的搭配，正好弥补了碳水化合物的不足。

7.猪肉炒大蒜→加倍增强体质

瘦肉中含维生素B的成分，但维生素B在人体内停留的时间很短。如若搭配上大

144

蒜烹饪，不仅可以使维生素B的析出量提高数倍，还能延长维生素B在人体内的停留时间，对促进血液循环、消除身体疲劳、增加体质等都有重要的营养意义。

8. 芝麻海带→美容抗衰老

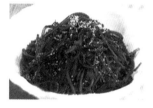

海带和芝麻组配，能起到美容、抗衰老的作用。芝麻能改善血液循环、促进新陈代谢，其中的亚油酸有调节胆固醇的功能，维生素E又能防衰老。海带则含钙和碘，能对血液起净化作用，促进甲状腺素的合成，两者搭配效果更佳。

9. 自制韩国拌饭→营养满分

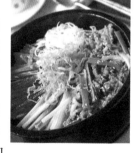

【原材料】米饭、胡萝卜、肉末、菠菜、豆芽、黄瓜、金针菇、鸡蛋、炒熟的白芝麻、海苔丝。

【做法】倒入预先调好的辣酱（韩式辣椒酱＋水＋白芝麻＋少许盐＋糖），充分拌匀即可。韩国拌饭不仅营养丰富，也非常美味可口。

营养建议： 深浅蔬菜之间的组合，如绿豆芽、青椒丝、胡萝卜丝、黑木耳丝、金针菇丝组配起来做色拉或是炒着吃，营养丰富、色彩鲜艳、口味鲜美。也可以将五种颜色的蔬菜混煮成汤喝，健康营养的同时还有排毒瘦身的功效。

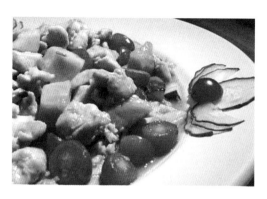

10. 三色肉丁→营养丰富更易消化

鸡肉含有丰富的蛋白质，且消化率高，黄瓜含有很多细纤维素，能促进肠蠕动、降低脂肪吸收，胡萝卜则有健胃消食、养肝明目的作用。鸡肉丁＋黄瓜＋胡萝卜的组配，营养丰富，更利于人体消化吸收。

健康贴士：

海鲜搭配蔬菜降低痛风的危险

海鲜是"高嘌呤"并呈极高酸性的食物，食入过多会增加血尿酸浓度，引发痛风。如果吃海鲜时，多吃些蔬菜，喝点牛奶，就可以中和尿酸盐浓度，利于尿酸排出，降低得痛风的危险。

能够中和嘌呤的碱性食物有鸡蛋、玉米、生菜、冬瓜、芹菜、莴笋、萝卜等。

调料什么时候放最合适

在炒菜过程中，过早放入盐会使炒出的菜无鲜嫩味，烹制将毕时放盐较为适宜；姜能去除鱼腥，但是过早放姜与鱼相克，在鱼的蛋白质凝固后再加入生姜较为适宜；在煮猪骨汤、炒青菜和胡萝卜的时候，不能放醋，因为醋和这些食材搭配会影响人体对营养的吸收。

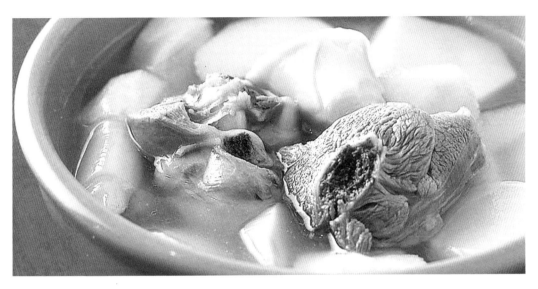

少吃多喝汤，胜过开药方

汤中蕴藏着丰富的营养物质，各种食物的营养成分在炖制过程中全都充分地渗出于汤中，是人们所吃的各种食物中最鲜美可口、最富有营养、最容易消化的。

请君喝汤

文/江礼旸

汤是羹的别名。把汤称作羹，显然有些雅。现在称羹的，一般还要勾些芡。如荠菜肉丝豆腐羹，即是勾了薄芡，吃上去就能扩大味蕾感知的面积。

古代，"汤"指的是开水，故烫坏林冲脚的是"百沸滚汤"；在开水里下的"饼"（古代对面食的统称）就叫做"汤饼"。应该说，那时人吃羹是为了咽饭，故食材不丰时，只有70岁以上老人，唾液少了难咽下饭，才可以吃羹。李渔说："饭犹舟也，羹犹水也。舟之在滩，非水不下，与饭之在喉，非汤不下，其势一也。"

北方人做菜，注重制汤，故有"戏子的腔，厨子的汤"之说，中国第一菜系鲁菜（还有以鲁菜打底的京菜）还有"奶汤"、"清汤"之分。以至于洛阳专门有汤汤水水的"水席"。南方人对汤，更为关注，粤菜有"煲汤"和"炖汤"之别。以至于劝小伙子娶亲会说："该找个为你煲汤的人了。"粤菜系中的潮州菜（还有闽菜）也有大量的汤菜。如"精炖鳝"，以上汤和鳗（白鳝）及排骨、冬菇、潮州咸菜等配料蒸炖而成。还有江苏的大煮干丝、浙江的大汤黄鱼、福建的鸡汤余西施舌……无一不是可圈可点的靓汤。

喝汤也不是中国人的专利。耳熟能详的有法式浓汤，俄式罗宋汤、鱼头汤，以及美国的鸡汤（年销鸡汤罐头逾亿个）。

在崇尚环保、回归自然的今天，喝汤完全合乎世界潮流。在冰箱普及，食材中缺失水分的情况下，喝汤是治疗体液不足的理想办法。

不同国家的人最喜爱喝的汤

文/袁修美

每个国家的人民都有自己爱喝的汤。

法国人引以为骄傲的是他们的洋葱汤，这是一种掺有大量洋葱的牛肉清汤，汤面上还盖有一层烤得金黄、松脆的薄壳；俄国人喜欢甜菜汤(用红甜菜、白菜、肉等做成)；意大利人喜欢吃用蔬菜、大麦、通心粉面和肉熬制的汤；德国人喜欢啤酒汤；英国人则沾沾自喜于他们味道浓烈的一种咖喱汤；而美国人最爱喝鸡肉汤；韩国人相信海带有很高的医疗价值，妇女生小孩后的第一样吃食便是海带汤；在地中海地区和北非的一些国家里，大蒜汤被认为具有防病作用；朝鲜人认为蛇汤能使人延年益寿，还可以治疗神经痛；苏

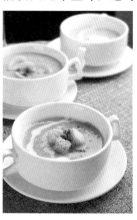

格兰人声称治疗伤风感冒最好的药方是喝"麻雀汤"。

大多数人都毫不怀疑：喝汤有益于身体健康，喝汤能够防病、治病。

药补不如食补，食补最好的方法就是"汤补"

不同的汤还有不一样的特效，像鸡汤可以抗感冒，骨汤可以抗衰老，鱼汤可以防治哮喘……

●**鸡汤抗感冒**：鸡汤特别是母鸡汤中的特殊养分，可加快咽喉及支气管膜的血液循环，增强黏液分泌，及时清除呼吸道病毒，缓解咳嗽、咽干、喉痛等症状。

●**海带汤御寒**：海带含有大量的碘元素，而碘元素有助于甲状腺激素的合成，产生热量。

●**骨汤抗衰老**：骨汤中的特殊养分以及胶原蛋白可促进微循环，50～59岁这十年是人体微循环由盛到衰的转折期，骨骼老化速度快，多喝骨头汤往往可收到药物难以达到的功效。

●**鱼汤防哮喘**：鱼汤中含有一种特殊的脂肪酸，它具有抗炎作用，可以治疗肺呼吸道炎症，预防哮喘发作。

●**菜汤抗污染**：各种新鲜蔬菜含有大量碱性成分，其溶于汤中，通过消化道进入人体内，可使体液环境呈弱碱性状态，有利于人体内的污染物或毒性物质重新溶解，随尿排出体外。

喝汤能减肥

美国宾夕法尼亚大学的研究表明，午餐喝汤的人比吃其他营养丰富的食物的人要少吸收五十卡热量。

这项研究还表明，在为期十周的时间里，每周至少四次以汤代饭的人，减肥效果良好，能减掉20%的多余体重。

喝汤误区

1. 一般人饭前喝点汤，可促进胃液分泌，帮助消化吸收，但患有浅表性胃炎的人应于饭后喝，以免加重症状。

2. 大家都说汤要趁热喝，其实不然：勿喝太烫的汤，50℃以下的汤最适宜，因为人的口腔、食道、胃黏膜最高只能忍受60℃的温度，超过此温度则会造成黏膜烫伤。调查显示，喜吃烫食者食道癌高发。

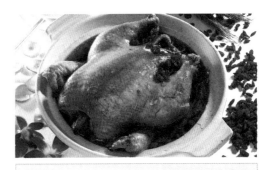

贴士：

● **煲汤是不是时间越久越好？**

汤中的营养物质主要是氨基酸类，加热时间过长，会产生新的物质，营养反而容易被破坏。一般鱼汤1小时左右，鸡汤、排骨汤3小时左右就足矣。

● **汤虽滋补，有些肥腻，怎么办？**

如果你觉得汤品油腻，可以把汤煲好后熄火，待冷却后，油浮在汤面或凝固在汤面时，用勺子除去，再把汤煲滚即可。

名人养生喝啥汤？

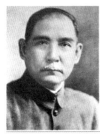

孙中山——四物汤
金针菜生津清热解毒，黑木耳防治冠心病、动脉粥样硬化，豆腐含镁，庇护心肌，豆芽能健脾利水。

孙中山早年学医，他所发明的中山四物汤，因为营养价值高、成分全，且物美价廉，流传不衰，该四物汤集金针菜、黑木耳、豆腐、豆芽四种素食之精而成，既得鲜美祛病之利，又解苦口难咽之弊。用于治疗水肿、贫血、便血等症，对高血压、动脉硬化等有疗效，用之也可以降低胆固醇。

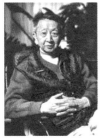

流沙河——芝麻玉米面汤
玉米荞麦为粗粮，能帮助胃肠蠕动，党参补中益气，健脾益肺，芝麻能抗衰老。

著名诗人流沙河的养心祛病之道就在于他独创的"芝麻玉米面汤"。每日早晨7点，他便起床做这道汤：取玉米面、荞麦面各半，做粥，盛碗，然后在碗内放芝麻酱、党参蜜各一羹匙，搅匀食用。

此汤看起来并没有什么特别之处，却滋润着流沙河的肠胃，不仅治好了他的消化系统疾病，而且使得他精神倍增。

148

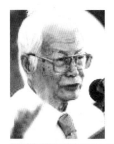

中医泰斗邓铁涛
——红枣炖大鱼头
大鱼头健脑暖胃，红枣去腥带甜味，生姜祛寒，吃来既美味又补益。

别看此汤价格不贵，功效甚佳。大鱼又名鳙鱼，肉质松嫩且营养丰富，尤其鱼头味道至美，其脑髓如脂似膏、滑嫩无比，且有健脑暖胃的补益作用，配以清甜的红枣、祛寒的生姜清炖，既美味又补益。做法：先将红枣洗净、去核；大鱼头去腮洗净，慢火煎至微黄，加入少量清水，一起与生姜下炖盅，加冷开水750毫升，加盖隔水炖3小时即可。

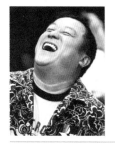

曾志伟——冬瓜银耳煲去皮老鸡
冬瓜清心火，银耳清补肺阴，老鸡补益五脏，合而为汤，健脾养胃又兼润肺之功。

冬瓜银耳煲去皮老鸡汤，主要材料为冬瓜1000克、银耳30克、光老鸡1只、猪瘦肉150克、干瑶柱20克、生姜3片。老鸡去皮煲汤可减少脂肪，瘦肉助老鸡消寒凉，增补益。做法：冬瓜去皮，切块；银耳、干瑶柱分别浸泡，撕成小朵和条状；老鸡去皮、内脏，洗净切块；猪瘦肉洗净切块。一起与生姜下瓦煲，加水，武火煲沸后改为文火煲2小时。

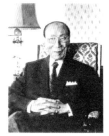

邵逸夫
——蜜瓜海螺煲老鸡
蜜瓜富含维生素A；海螺能滋阴补肝肾；老母鸡则能补髓滋阴。

蜜瓜海螺煲老鸡，秋冬滋补营养的靓汤。材料：蜜瓜300克（选白皮绿肉，较生的最好）、海螺肉（干品）100克、光老母鸡1只、猪瘦肉150克、生姜3片。做法：蜜瓜洗净、切块；海螺肉温水浸泡；光母鸡去内脏、尾部，洗净，若嫌肥腻可撕去鸡皮，留鸡皮则汤更香；猪瘦肉洗净。一起与生姜下瓦煲，加水2500毫升，武火煲沸后，改文火煲2小时。

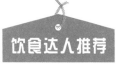

饮食达人推荐

缺啥补啥，健康美味

文/江礼旸

我的体质基本上属于热性，所以，即便冬令，较少喝羊肉汤等温、热的汤。老鸭汤是常喝的，一年四季都是，秋天喝得最多。现在真的老鸭难觅，不老的"老鸭"常常还很肥，有时不巧碰上喂鱼粉的名老实嫩之鸭。既腥又肥，"笃"勿出好汤。后来，老伴买菜时发现有野鸭，小贩代杀时连毛带皮拉掉，所以一点不肥。这

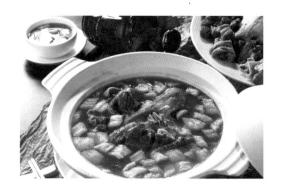

鸭子焯水后洗净，用黄酒和生姜（拍松）略腌渍一会，就可放满清水"笃"了。烧开后，小火笃半小时后，放入清水发好的扁尖（不太咸而干的那种），或嫩笋，再放几片火腿，然后随它去"慢笃"酥了，就可关火。

有时朔风劲吹，有点"挡勿牢"，或者伤风感冒流鼻涕，也可喝喝鸡汤。有人总担心鸡有致癌的淋巴，我想，只要斩头（包括颈）、去尾（屁股），抑或将皮撕去（可要香味大减了），应该可无后顾之忧了。鸡汤我是这样烧的，买一只走地鸡，外加半只好的咸鸡（剩半只下次吃），一起焯水，加汤和姜去腥增香，然后一起"慢笃"，也可放一两个淡菜或几片火腿。不要放香菇，此物太夺香。整锅汤不放盐了，盐是从咸鸡身上出去的浸透咸鸡鲜味的，肯定增鲜不少。

冬天其实也可喝鱼头汤。特别春节前，养殖户为了清塘后再放养来年的鱼，往往车干水，将鱼"一网打起"，故价钱便宜。而且此时，花鲢鱼头肥，胶原蛋白多，烧汤绝对"正点"。我给鱼头汤增鲜增稠有个"秘诀"，那就是放相当量的红烧肉汁，您大可不妨一试。大家都知道，"鱼"加"羊"为鲜。其实，鱼加猪也鲜，鱼加牛也鲜，鱼加鸡也鲜。可以这么说："鱼加肉都鲜。"究其根本，不同食材相遇，蛋白质分解，不同的氨基酸互补，味道更鲜美。

降低血粘度的肉皮汤

文/马立群

去年体检时，我被查出血粘度超标后，医生找我谈话，要我引起足够的重视，我一不口渴，二不多尿，三不多食，只是人瘦了几斤。估计是平时吃肉类、油腻的东西和细粮太多所造成。我就听从医生建议吃得清淡，但效果不大。后来看中医，他推荐喝肉皮汤和水果汁。一年下来，我再检查，指标降到了正常范围。

为什么肉皮汤能治血黏稠的问题呢？医生说，这是采取以清热滋阴活血为主的办法，因为肉皮中多含角蛋白，具有极好的滋阴作用；肉皮长时间加热水解，变成了氨基酸，极易被人体吸收，吸收率高达80%，既营养，又能降低血的浓度。

肉皮汤的制作法：

1.买来生肉皮(猪皮或牛皮)，先用自来水泡半天，然后沸水煮一下，刮去肥膘和印章痕迹，切成细条。

2.把切成的细条放在锅里，基本上是一斤肉皮加两升凉水，不要放香辣作料。不要一开始就用大火，因为大火把肉变硬了，再熬就不容易分解。最好能用改装的电饭锅熬。煮沸了，小火(指水不要沸腾，水温应当在80度左右)熬一夜，才能把肉皮炖化。

3.半公斤肉皮熬成的汤，一个人可喝上几天。需置于冰箱保鲜，但最多在冰箱中保质4天。

四季喝汤各不同

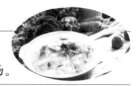

保健汤的种类很多，不同的季节、体质、病症，要食用不同的保健汤。

春 春天是万物勃发的时候，人体也是一样，处于新陈代谢最活跃的时期，是各种疾病活动猖獗之时，也是慢性病多发的时期，不注重调养，就会郁积成病。春季喝汤可以养肝为主。

可选食材：芝麻、菜花、卷心菜、鸡蛋、鸡肉、鱼虾、猪肝、牛肉、豆制品等

猪肝番茄豌豆汤——养血补肝，提高免疫力

材料：猪肝300克、番茄3个、豌豆20克、姜、黄酒等

做法：将猪肝洗净，摘除血管，切成片，拌入黄酒、淀粉、生抽腌渍；番茄切成四块，豌豆煮熟过凉后沥干备用。沙锅内放入适量清汤，大火烧开放入番茄、豌豆、姜片，煮开后转小火煲10分钟，放入猪肝打散，待猪肝变色后放入适量盐和鸡精即可。

夏 炎热的夏季，人体消化机能急剧下降，人体营养物质容易丢失，喝的汤宜清淡爽口。汤内要多加一点盐，补充人体因为出汗丢失的盐分，保持体内电解质平衡。

可选食材：苦瓜、冬瓜、黄瓜、鸭肉、瘦猪肉、菌类、绿豆、莲子、荷叶等

鸭块莲子荷叶汤——清热解暑，滋阴健脾

材料：公鸭1只、莲子100克、荷叶半张、姜块、黄酒、鸡精、盐

做法：鸭子洗净，斩成大块，焯水捞出，洗去血沫沥干；莲子洗净，用温水泡软；荷叶洗净；姜块洗净用刀拍松。沙锅内放入适量清汤，放入荷叶垫于沙锅底，接着放入所有食材，大火烧开后改小火焖煮1小时后至老鸭酥烂，放入调味料即可。

秋 人体顺应四时变化的规律进入养护阴气时期，尤其是在立秋后，肺功能开始处于旺盛时期，喝汤应以滋阴润肺、平燥理气为主，多吃生津润肺的食物，也可加入些润肺的中药材，如川贝等。

可选食材：牛肉、鸭肉、河鱼、黄豆芽、沙参、玉竹、南北杏、川贝等

沙参桃仁牛尾汤——养阴清肺，祛痰止咳

材料：沙参100克、核桃仁50克、牛尾500克、黄酒、鸡精、盐

做法：将沙参洗净后用温水泡软切成段；核桃仁用温水泡软；牛尾洗净斩成小段，焯水过凉备用。沙锅内注入适量清汤，放入所有食材，大火烧开后转小火慢煲2小时，加调味料。

冬 冬日养生喝汤注重养肾防寒。怕冷与体内缺少钙和铁有很大关系，补充富含钙、碘、铁的食物，可提高机体的御寒能力。

可选食材：羊肉、狗肉、牛肉、鸽肉、海参、海带、紫菜、菠菜、大白菜等

羊肾杜仲五味汤——补益肝肾，固涩精关

材料：杜仲15克、五味子6克、羊肾4只、葱、精盐、味精

做法：先将羊肾洗净，去筋膜，切碎；杜仲、五味子洗净，用纱布包裹，把羊肾碎块连同药包一并放入锅内，加水炖至熟透，再取出药包，加葱段、精盐、味精等调味料，再煮上3分钟即可。

吃鸡蛋的学问

　　鸡蛋中几乎含有人体所需的全部营养物质，故被人们称为"理想的营养库"。可是近年来，越来越多的人认为蛋中含有较高的胆固醇，开始对其敬而远之，更有甚者谈"蛋"色变。在日常饮食中，人们真的要远离鸡蛋吗？

有人说：　"鸡蛋吃得越多，往往胆固醇、血脂越高，容易得心脑血管疾病。"

专家意见：适当吃鸡蛋不但无害，反而可以保护心脏。

　　胆固醇分为"好胆固醇"（高密度脂蛋白胆固醇）和"坏胆固醇"（低密度脂蛋白胆固醇）。一个鸡蛋约含234毫克胆固醇，这些胆固醇与蛋白质结合在一起形成脂蛋白，其中就有大量的"好胆固醇"，具有清除血管壁上坏胆固醇的作用。因此近年来，许多发达国家的医学界取消了心脑血管患者忌吃鸡蛋的"禁令"。

卵磷脂能降胆固醇

　　美国营养学家研究证实，鸡蛋黄所含的卵磷脂能干扰胆固醇的吸收，减少小肠对胆固醇的吸收量，防治动脉粥样硬化。他们从鸡蛋中提取卵磷脂，每天给心血管病病人吃4～6汤匙，3个月后，患者血清胆固醇显著降低了。这一研究成果受到了医学界的关注。

鸡蛋：天然又廉价的补品

　　坚持适量吃鸡蛋，是不少长寿者延年的经验之一。若将一个鸡蛋（50克左右）和50克瘦肉来比较，鸡蛋的蛋白质和脂肪的质量都要比瘦肉高，维生素的含量也较高，价钱却比瘦肉便宜些，从营养及经济两方面考虑，都是吃鸡蛋较划算。

　　蛋白质：每百克鸡蛋含12.7克蛋白质，两只鸡蛋所含的蛋白质大致相当于150克鱼或瘦肉所含的蛋白质。鸡蛋蛋白质的消化率在牛奶、猪肉、牛肉和大米中也是最高的。

　　鸡蛋的蛋白质含有人体所有必需的氨基酸，其中蛋氨酸含量特别丰富，而谷类和豆类都缺乏这种氨基酸，所以，将鸡蛋与谷类或豆类食品混合食用，能提高后两者的生物利用率。

　　脂肪：鸡蛋的脂肪以不饱和脂肪酸为多，易被人体吸收。这种脂肪酸与橄榄油中的主要成分相同，对维持人体正常的胆

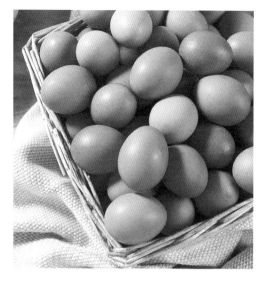

固醇水平、预防心脏病都是有利的。

微量营养素：鸡蛋还含有人体必需的微量营养素，如钾、钠、镁、磷等，特别是蛋黄中的铁质每百克中含7毫克。此外，鸡蛋中维生素A、B2、B6、D、E及生物素的含量也很丰富，特别是在蛋黄中，含维生素A、D和E等脂溶性维生素，它们与脂肪溶解，易被吸收、利用。

亲近鸡蛋能预防疾病

1.老年痴呆的克星

鸡蛋黄中的卵磷脂、甘油三脂、胆固醇和卵黄素，对神经系统和身体发育有良好作用，可改善老年记忆力衰退。卵磷脂更被医学专家视为老年痴呆的克星。

2.保肝护肝

鸡蛋中的蛋白质对肝脏组织的损伤有修复作用。蛋黄中的卵磷脂可促进肝细胞的再生，还可提高人体血浆蛋白量，增强代谢和免疫功能。

3.防癌抗癌

鸡蛋中含有较多的维生素B2，可以分解和氧化人体内的致癌物质。鸡蛋中的微量元素，如硒、锌等也都具有防癌作用。

日本学者研究发现，鸡蛋中还含有抗癌物质光黄素和光色素，一个鸡蛋约含光黄素10微克，光黄素和光色素能抑制诱发喉癌和淋巴癌的EB病毒增殖。

4、延缓眼睛老化

鸡蛋中还含有叶黄素和玉米黄质，这两种物质对预防眼部黄斑变性和白内障眼疾具有一定作用。

土鸡蛋vs洋鸡蛋

洋鸡蛋更适合老年人长期食用

营养上：洋鸡蛋更高

人们通常认为，土鸡在自然环境中生长，吃的都是天然食物，产出的鸡蛋质量自然会好些。而一般养鸡场生产的鸡蛋，也就是人们常说的"洋鸡蛋"，采用的是专门的产蛋鸡种和人工饲料，其营养价值一定不如土鸡蛋，可事实并非一定如此。

养鸡场里的鸡所吃的饲料，经过科学配比，营养素含量全面均衡，因此产出的蛋中，铁、钙、镁等矿物质元素的含量都高于土鸡蛋。其次，洋鸡所吃的饲料中添加了定量的膳食纤维，使得蛋黄中的胆固醇和脂肪含量比土鸡蛋低很多，相较而言，更适合老年人食用。而土鸡产蛋很少，养分积累周期长，因此其脂肪含量较高，并不适合老年人长期食用。但土鸡蛋也有优势，其所含的欧米伽3不饱和脂肪酸和卵磷脂更高些，这两种物质可以促进胆固醇的代谢，对保护心血管很有好处。

口感上：土鸡蛋更佳

土鸡蛋在口感上更胜洋鸡蛋。因为土鸡蛋中的脂肪含量更高，所以蛋黄较大，非常适合做煮鸡蛋和煎蛋。简单的烹调方法就能将它优良的口感完全发挥出来。而洋鸡蛋的蛋清较多，更适合做蒸蛋或打蛋花用。

> **营养小贴士**：鸡蛋中维生素C的含量比较少，应注意与富含维生素C的食品配合食用。

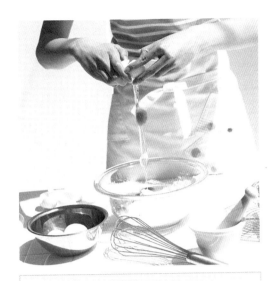

每天吃一个鸡蛋，有助降低胆固醇

土耳其国立地中海大学医学院心脏病学系的专家研究发现，鸡蛋中的不饱和脂肪酸，可以降低胆固醇，因此高胆固醇病人每天吃一个鸡蛋，有助于降低胆固醇。

蛋黄最营养

人们常以为鸡蛋的蛋白质往往集中于蛋清中，其实不然，鸡蛋的绝大多数营养，譬如蛋白质、不饱和脂肪、脂溶性脂肪、微量元素主要都集中于蛋黄中。

蛋清、蛋壳、蛋黄的不同功效

鸡蛋清：有清肺利咽功能，外敷患处可治烫伤、烧伤、流行性腮腺炎等。

鸡蛋壳：能制酸、止痛，研末外用可用于外伤止血、固涩收敛。研末内服可用于胃溃疡反酸、胃炎疼痛，并对补钙有益。

蛋黄：鸡蛋黄还有养血、滋阴、益智的功能，用于心血不足、失眠烦热。

> **健康小贴士**：蛋黄颜色越深越护眼
>
> 对于正常的鸡蛋来说，蛋黄的颜色越黄，对眼睛健康越有好处。
>
> 蛋黄的颜色，与鸡的饲料密切相关。一般来说散养的鸡蛋黄颜色较深，因为它们的饲料当中含有较多的青叶、黄玉米，其中所含的类胡萝卜素就会被吸收到蛋黄当中。但现在很多鸡场也在给鸡饲料中添加类胡萝卜素，保健价值一点也不输于散养鸡蛋。

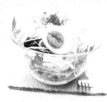

一天吃几个鸡蛋最好？

这要根据具体情况因人而异。一般来说，成人每天可食1～3个鸡蛋；老年人，每天食一个鸡蛋，不会引起血胆固醇含量的明显变化，即使血脂略有偏高，每周食用3个鸡蛋也是可以的。

六种鸡蛋不能吃 裂纹蛋；粘壳蛋；臭鸡蛋；散黄蛋；死胎蛋；发霉蛋。

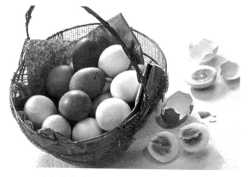

感冒发烧最好不要吃鸡蛋

鸡蛋中蛋白质含量较高，发烧时吃，既不利于消化，又不能使体温降低，不利于病情的消除。

贴士：鸡蛋吃多也中毒

猛吃鸡蛋，以增强体质，效果往往会适得其反，易致腹部胀闷、头目眩晕、四肢乏力，重者还可导致昏迷。现代医学把这些症状称之为"蛋白质中毒综合征"。

按人体对蛋白质的消化、吸收功能来看，每日吃1～3个鸡蛋就足够了。

最营养的鸡蛋烹饪法

鸡蛋吃法多种多样，就营养的吸收和消化率来讲，煮蛋为100%，炒蛋为97%，嫩煎为98%，老煎为81.1%，开水、牛奶冲蛋为92.5%，生吃为30%～50%。可见，煮鸡蛋是相对最营养的吃法。

如何在家煮好吃又营养的温泉蛋

将蛋入冷水锅，大火烧开后转小火。从点火开始煮8分钟后马上捞出，冷水泡一小会儿，剥壳即食。

要点：1.煮好的蛋要马上从开水锅里捞出来。2.在冷水里浸泡的时间不能长。

鸡蛋的美味佳肴

提醒： 鸡蛋吸收油脂的能力极强，所以在烹饪鸡蛋佳肴的时候，要注意控制油量。

鲜贝蒸蛋

材料： 鸡蛋2个、干贝2个、银杏6粒

调味料： 盐半匙、鸡精1匙、水半碗、香油少许、枸杞20粒、香菜适量等

做法： 1.干贝泡发变软后撕成丝。银杏泡水并煮熟，枸杞冲水沥干。

2.鸡蛋打散加入盐、鸡精、半碗水、银杏、干贝、枸杞，一起搅拌均匀。

3.隔水蒸8分钟左右，撒入香菜、香油即可。

粉丝蛋

材料： 板豆腐、鸡蛋2个、粉丝、小油菜适量、荸荠4个、虾米少许

调味料： 盐、鸡精、酱油各1匙、香油2匙、淀粉水半碗、高汤适量、胡椒粉等

做法： 1.粉丝泡水，泡软后剁细。荸荠切细，沥干水分。豆腐用手捏掉水分，虾米剁细，小油菜洗净后余烫铺在盘底。

2.所有材料与调味料搅拌均匀，放在抹了油的中碗里，蒸约12分钟后，倒扣在盘子上。

3.高汤烧开后勾薄芡，淋在粉丝蛋上即可，再撒些胡椒粉会更可口。

空心菜鸡肉炒蛋

材料： 空心菜1把、鸡肉150克、鸡蛋2个、木耳

调味料： 盐、胡椒粉、芝麻油、鲜味汁、片栗粉

做法： 1.空心菜洗净后切成3厘米～4厘米的长度；木耳泡发待用；鸡肉预先用鲜味汁调味。

2.起油锅，大火炒鸡蛋，熟后取出，用剩余的色拉油炒鸡肉、空心菜及木耳。

3.倒入鸡蛋，混炒后，勾薄芡，盛盘即可。

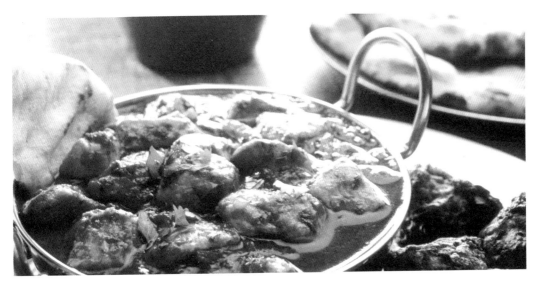

美味咖喱，抗癌保健

有资料显示，日本人1年要吃62次左右的咖喱，在家里专门做咖喱吃的频率也达到每个月2.5次，无论大人小孩都爱吃咖喱。

一向注重健康、以味道清淡为饮食习惯的日本人，为什么会对这种味重且浓稠的食物如此青睐？答案很简单：因为咖喱不仅味道美，而且对健康大有益处。

咖喱≠咖喱粉

如果认为咖喱只是超市里卖的那种黄色"咖喱粉"，你就大错特错了，咖喱不简单是一种香料的名字，而有"把许多香料混合在一起煮"的意思，是一种历史悠久的饮食文化。

依不同的口味和喜好所调出来的咖喱是不一样的。

"咖喱"到底是什么味儿？

咖喱由非常多的调料组成，如姜黄粉、丁香、肉桂、辣椒、茴香、鼠尾草、黑胡椒、豆蔻等等。

每种香料都拥有其独特的香气和味道，交融在一起，似是相冲却又完美地相融，再搭配上各种蔬菜、海鲜或是肉类，展现出多样层次与口感。

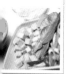

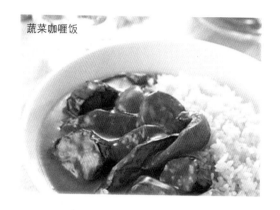

蔬菜咖喱饭

天热吃咖喱：开胃、排毒

1.开胃：夏天，天气的炎热，令人食欲大减，经常吃咖喱，可刺激唾液和胃液的分泌，提高人们的食欲、消化和吸收能力。

2.降温排毒：咖喱中的辣味香辛料一经人体吸收，就会加速体内血液循环，促进发汗，使体温下降。还能与胃酸结合，具有"体内排毒"的功效。

3.抗菌杀毒：天热，食物容易变坏，滋生细菌。咖喱与胃液中的强酸结合后，会产生消毒杀菌的效果。

老人吃咖喱好处多

1.抗癌：咖喱的姜黄素可协助增强人体对抗癌细胞。美国《临床胃肠病学和肝脏病学杂志》曾报道过，咖喱所含的酸性黄是高危人群预防大肠癌的法宝。

2.预防早老性痴呆：印度人患早老性痴呆症的特别少。美国加利福尼亚大学科学家得出结论：吃咖喱可以防痴呆。因为咖喱主要的成分是姜黄素，它不仅具有消炎和抗氧化等药用价值，还可以有效地改善巨噬细胞的活力，降低脑细胞的氧化过程。

3.预防富贵病：经常吃咖喱可以抑制脂肪合成，预防中年肥胖，还能降低胆固醇，保护你的心脏。

4.预防流感：老年人免疫力下降，容易患上感冒，吃咖喱可以把流感消灭在萌芽状态。患上伤风感冒的人，吃咖喱比治疗感冒的传统方法更有效。

咖喱的历史

咖喱最早起源于印度，印度最初的肉食以膻味极浓的羊肉为主，由于单一的一种香料不能去其膻味，于是他们就用多种香料粉末组合而成的浓汁来烹调去腥。后来，他们渐渐习惯在各种料理中加入各种香料以调整体质，以保持身体的健康。

在欧洲，咖喱是从18世纪开始被推广的。当时，英国将印度占为其殖民地。在印度的孟买担任初任总督的官员将混合着香料的大米带回了英国。

到了19世纪初，英国的C&B公司关注起混合调味品，他们把香料做成粉末状的东西从印度带回了自己的国家，研制出了咖喱粉，并使之商品化。

到了19世纪末，咖喱被作为一种英国餐食介绍到日本。最初，那是一种高级品。咖喱在日本被普及是明治6年以后，因为一次能够烹制很多，而且营养成分均衡，咖喱饭成为过去日军食粮的主要角

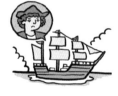

色。后来因为做法简单，经济实惠，渐渐发展成为家庭餐食中不可缺少的角色。

咖喱的种类

咖喱的种类很多，以国家来分，其源地就有印度、斯里兰卡、泰国、马来西亚等；以颜色来区别，则有绿色、白色、黄色、黑色、红色咖喱之分。

黑咖喱： 大辣，宜做肉类调味，焦香回味。

红咖喱： 重辣，浓香，酱汁里还有微酸感。

黄咖喱： 微辣、重辣皆宜，鲜香。

绿咖喱： 清香滑口，适宜做鸡调味。

白咖喱： 味香，微酸，宜做蔬菜、鱼类调味。

贴士：黄色咖喱能补肾壮阳

黄色咖喱对唤起和增强男性性欲最有帮助，主要由于黄色咖喱中普遍含有肉苁蓉。被称之为"沙漠人参"的肉苁蓉，是历代补肾壮阳药物中使用频率较高的中药材之一。

大展身手在家做咖喱

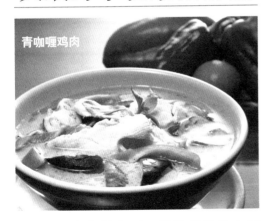

青咖喱鸡肉

自己在家做咖喱，并没有想象中复杂，你不需要亲自去配齐各种香料，只要购买现成的咖喱酱或咖喱砖就可以了。

原料： 青咖喱浆60克、棕榈糖25克、鱼露25克、椰浆（酌量）、鸡肉（切片）200克、茄子（切块）50克、南瓜（煮熟）50克、青红椒30克、柠檬叶4片、罗勒叶10克

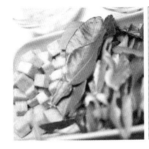

提示

为保持绿咖喱的色泽，椰浆要逐渐加进去；如果一下子加进过多的椰浆，会冲淡绿咖喱的口感与色泽。

贴士： 做咖喱饭忌用热腾腾的新米饭。最好选用隔夜饭略微加热或者放温的口感较硬的新米饭。

制作方法：

1. 将1/2杯椰浆倒入锅内与青咖喱浆一同加热至香味散发出来。加入剩余的椰浆及鱼露、棕榈糖一同炒至完全混合。然后加入鸡肉、茄子，继续加热。

2. 加入南瓜，用小火煮沸。接着加入青红椒、柠檬叶和罗勒叶。最后依照个人口味进行调节。

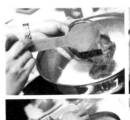
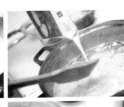
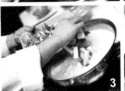
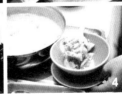

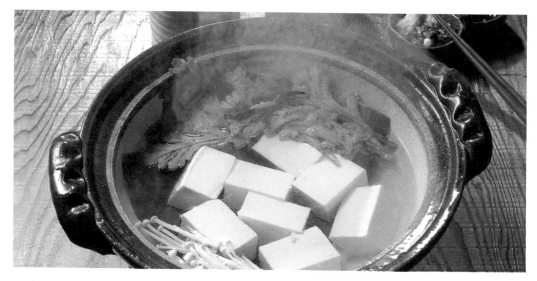

一勺味噌保健康

味噌汤、味噌拉面……日本人的餐桌顿顿离不开味噌。味噌是他们最受欢迎的调味料。经过科学调查发现，日本人的长寿与他们长期食用味噌有很大关系。

味噌是一种大豆发酵制品，起源于古代中国的"酱"，它与中国的黄豆酱、豆豉以及韩国的大酱极为相似。

营养丰富的调味品

1.更利于吸收。大豆无论是煎还是煮，营养吸收都不是很好，而在制成为味噌后，它所含的大豆蛋白被分解，约60%溶化到水中，30%成为氨基酸，其他的变成碳水化合物，更利于人体吸收了。

2.味噌富含大脑新陈代谢不可或缺的蛋白质和B族维生素。如B族维生素中对于植物食品而言相对缺乏的维生素B2、维生素

B6等，在发酵过程中，因为细菌的工作会得到增加。

3.同时，味噌还富含对于脑内神经传达有促进作用不可或缺的胆碱和乙酰胆碱。

味噌的种类

1.味噌在日本主要分为三大类：米、麦蒸后，通过霉菌繁殖，再与蒸煮的大豆、盐混合制得的米味噌、麦味噌，以及直接在蒸大豆上，使霉菌生长而制得的豆味噌。

2.味噌根据做完的颜色，被分

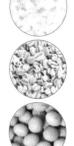

成赤色味噌和淡色味噌两大类。这主要取决于味噌制作时的温度高低，及发酵成熟时间的长短。一般来说，高温制作且发酵时间越长，成品色则越深，反之越淡。

3.以口味来区别，又可被分为"辛口味噌"及"甘口味噌"两种，前者味道比较咸，后者味道比较甜、比较淡。这种口味上的差异是因为原料比例不同造成的，通常曲的比例较重，做出来的味噌也较咸（曲为糖化发酵剂，主要原料为麦制品）。

味噌的保健功效

1.防癌、抗癌：日本广岛大学伊藤弘明教授等人实验证明，常吃味噌能预防肝癌、胃癌和大肠癌等癌症；此外，还可以抑制或降低血液中的胆固醇，抑制体内脂肪的积聚，更有改善便秘、预防高血压及糖尿病的功效。日本国家癌症研究中心发表的实验报告还指出，女性平均每天喝三四碗大酱汤，患乳腺癌的几率可以下降40%。

2.健脑：味噌含有植物性食品中缺乏的维生素B6及B12，有健脑护脑、预防老年痴呆的功效。

3.排毒：味噌中含有皂角苷和卵磷脂，被认为有溶化体内多余脂肪的功效；它所含的大量食物纤维可以帮助肠道做大扫除，清除在肠道内囤积的毒素。

4.抗老化：味噌含有皂角和豆酱褐色色素，可促进细胞新陈代谢，抑制肝脏内的过氧化类脂体的增加。

味噌的烹饪法

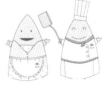

味噌可作为辅料，烹饪各种菜肴，其中最经典的就是味噌汤。此外在蒸鱼、肉、蔬菜时加入味噌、糖、醋等拌和的调味料，能使菜的味道更鲜美。如果用它来煮汤炖菜，则不需再添加其他任何调料。

Q&A：

1.识别好吃的味噌的要领有哪些?

首先是颜色，根据味噌种类不同，颜色也各有差异，为了能挑起食欲，可以选择颜色鲜艳的味噌。灰色或是有部分变色的味噌，以及有大豆的气味、酸臭味、不洁气味或药味等情况的味噌，都不能算是好的味噌。另外，咸味适中，没有苦味或涩味，组成均匀，不黏，溶解效果良好，口感柔滑不粗糙，这些都是好味噌的必备条件。

2.变色了，不要紧吗?

如果长时间保存的话，淡色的味噌会变成赤色，赤色味噌的颜色会变得更加深。这是氨基酸和糖分反应变化为褐色的现象，温度高的话，那样的反应会变得更强。如果是密闭包装的话，虽然有变色，但是营养成分并不会发生变化，不过，风味多少会有损坏。

3.表面覆盖上了白斑一样的东西要紧吗?

味噌表面出现的这种白斑，是一种叫生产膜酵母的物质。无害，不过，为了不损坏烹饪的香味，吃时可去除那个部分。

让味噌汤变美味的秘诀

放酱的时间

味噌不耐久煮，因为煮的时间过长，里面的有益菌就全死了，且其香气也会随之流失掉，所以煮汤时通常是在关火前加入味噌或是在汤煮开后立即关火，在煮沸的地方放入味噌，均匀地搅拌，直至其均匀地溶解。

味噌汤不可煮开

味噌汤在加热时，温度超过90℃，味噌特有的芳香会逐渐变强。但另一方面，随着加热时间变长，它的香味儿会逐渐消失。同时，如果味噌汤超越了65℃的话，美味成分也会逐渐消失。所以要煮出美味的味噌汤，就必须在煮开前瞬间关火，把最美好的味道保留下来。

放不同食材的时间

薯类、萝卜、花菜等根菜类食物难烧透，需要预先煮熟。豆腐和裙带菜等因为马上能烧透，所以在溶化了酱后紧接着放也不要紧。一些绿色蔬菜如菠菜、蓬蒿、洋白菜等，在汤煮开前放入，稍微在锅里烫一下就可食用。

豆腐味噌汤——每日饮用味噌汤能有效地预防胃癌

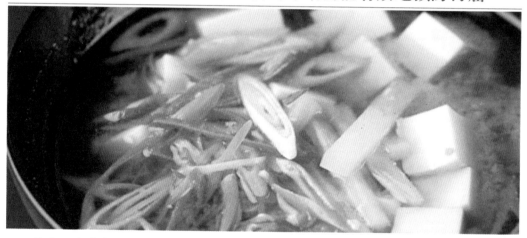

日本国立癌症研究所的平山雄博士调查发现：味噌汤饮用和不饮用的人作比较，特别是在男性范围内，完全不饮用的人的胃癌死亡率，比每日饮用的人大约高出了50%。

不仅仅是胃癌，对于心肌梗塞、肝硬化等也有同样的结果。

材料：水、海带、小杂鱼干、木鱼花、仙台味噌、马铃薯、豆腐、大蒜、酒适量

做法：1. 放入海带和小杂鱼干，沸腾之后，煮10分钟；加入木鱼花；沥水备用。

2. 马铃薯切丝煮熟，大蒜切丝。

3. 加入水和味噌，均匀搅拌；再加入马铃薯和豆腐烹煮。